Bala Prasanthi B.
Punithavathy R.
Swathi M.

Análise de dentição mista

Bala Prasanthi B.
Punithavathy R.
Swathi M.

Análise de dentição mista

Desbloquear sorrisos: A Arte e a Ciência da Análise da Dentição Mista

ScienciaScripts

Imprint

Any brand names and product names mentioned in this book are subject to trademark, brand or patent protection and are trademarks or registered trademarks of their respective holders. The use of brand names, product names, common names, trade names, product descriptions etc. even without a particular marking in this work is in no way to be construed to mean that such names may be regarded as unrestricted in respect of trademark and brand protection legislation and could thus be used by anyone.

Cover image: www.ingimage.com

This book is a translation from the original published under ISBN 978-620-4-71804-0.

Publisher:
Sciencia Scripts
is a trademark of
Dodo Books Indian Ocean Ltd. and OmniScriptum S.R.L publishing group

120 High Road, East Finchley, London, N2 9ED, United Kingdom
Str. Armeneasca 28/1, office 1, Chisinau MD-2012, Republic of Moldova, Europe
Managing Directors: Ieva Konstantinova, Victoria Ursu
info@omniscriptum.com

Printed at: see last page
ISBN: 978-620-3-37399-8

Índice

Introdução 2

Desenvolvimento da dentição mista 5

Objectivos.. 9

Princípios da análise espacial 10

Tipos de análise de modelos 20

Auxiliares de diagnóstico 22

Análise da dentição mista 28

Outras análises 62

Revisão da literatura 69

Conclusão 82

Referências 84

Introdução

A Odontopediatria está a mudar cada vez mais de uma abordagem restauradora conservadora para um conceito de cuidados completos do paciente pediátrico, incluindo o diagnóstico precoce e a correção da má oclusão que se desenvolve durante o período da dentição inicial ou mista. Durante este período crucial, a opinião do odontopediatra é vital relativamente ao efeito desta má oclusão no estado oclusal final da dentição permanente[1,2].

Fundamental para o diagnóstico ortodôntico e planeamento do tratamento durante o período da dentição mista é a avaliação do grau de apinhamento ou espaçamento futuro dos dentes[3]. Se esta previsão for feita com exatidão, muitas das más oclusões que se desenvolvem no período da dentição mista podem ser atenuadas em termos de gravidade ou eliminadas de todo através de uma intervenção precoce ou atempada.

A orientação da erupção e do desenvolvimento das dentições decídua, mista e permanente é uma componente integral dos cuidados de saúde oral abrangentes para todos os pacientes dentários pediátricos. Esta orientação deve contribuir para o desenvolvimento de uma dentição permanente com uma oclusão estável, funcional e esteticamente aceitável e para o desenvolvimento dentofacial normal subsequente. O diagnóstico precoce e o tratamento bem-sucedido das más oclusões em desenvolvimento podem ter benefícios a curto e a longo prazo, atingindo os objectivos de harmonia e função oclusal e de estética dentofacial.

A análise do espaço é o termo utilizado em medicina dentária para estimar a quantidade de espaço disponível dentro da arcada e compará-la com a quantidade de espaço necessária para acomodar a dentição permanente. A análise do espaço pode ser utilizada tanto na fase de dentição permanente como na fase de dentição mista. Durante a dentição mista, o termo análise de espaço é usado para descrever o método de estimar a quantidade de espaço que provavelmente será necessária para os dentes permanentes quando eles erupcionarem.[4]

Duas abordagens gerais têm sido usadas para prever as dimensões da coroa mesiodistal de dentes não irrompidos.

1. Método radiográfico

2. Método não radiográfico

  •Os métodos radiográficos baseiam-se na medição dos dentes não irrompidos na radiografia.[4]

  • Os métodos não radiográficos baseiam-se na medição de dentes já erupcionados em moldes de estudo dentário ou diretamente na boca e na sua correlação com as dimensões mesiodistais de caninos e pré-molares não erupcionados, utilizando a previsão

  mesas.

Embora alguns estudos tenham demonstrado que os métodos radiográficos são mais exactos, estes têm limitações inerentes que podem resultar da qualidade das películas de raios X e dos métodos radiográficos utilizados.

Existe uma correlação razoavelmente boa entre as larguras mesiodistais dos incisivos permanentes inferiores irrompidos e dos caninos e pré-molares não irrompidos. Com base nesse facto, alguns investigadores tentaram prever as larguras mesiodistais dos caninos e pré-molares permanentes não irrompidos a partir da soma dos quatro incisivos permanentes inferiores[5,6].

A má oclusão é um dos principais problemas enfrentados durante o desenvolvimento dentofacial e a intervenção precoce deste problema pode ser feita através de uma avaliação adequada do espaço na fase da dentição mista.[7,8] A análise da arcada da dentição mista é um critério importante para determinar se o plano de tratamento ortodôntico vai envolver extração em série, orientação da erupção, manutenção do espaço, recuperação do espaço ou apenas observação periódica do paciente.[9]

Os pedodontistas têm uma grande oportunidade de se depararem com pacientes na fase de desenvolvimento da sua vida. É um facto bem reconhecido que uma grande percentagem de casos de má oclusão tem a sua génese durante a fase da dentição mista, que abrange um intervalo entre o sexto e o vigésimo ano de vida[10].

A análise do espaço da dentição mista constitui uma parte essencial da avaliação ortodôntica precoce. Ela ajuda a determinar a quantidade de espaço disponível, seja na arcada maxilar ou mandibular, para a acomodação de dentes permanentes não irrompidos, geralmente caninos e pré-molares.

Desenvolvimento da dentição mista

Desde o momento em que os dentes decíduos começam a erupcionar, tipicamente entre 6 e 8 meses de idade, até a erupção dos segundos molares permanentes, por volta dos 12 anos de idade, a boca, talvez mais do que o resto do corpo, está em um estado quase contínuo de fluxo.[11] O período durante o qual tanto os dentes decíduos quanto os permanentes estão presentes na boca é conhecido como dentição mista. Os dentes permanentes que irrompem no lugar dos dentes decíduos anteriores são os dentes sucessórios, enquanto os que irrompem posteriormente aos dentes decíduos são chamados de dentes acessórios.[12]

É nesta fase que se verifica um desalinhamento transitório durante o período de troca dos dentes anteriores superiores. Na arcada superior, quando os incisivos permanentes irrompem, estes parecem muito maiores do que os dentes decíduos, com os seus eixos longitudinais alargados como um "V" invertido. Isto deve-se à pressão exercida pelos caninos permanentes em erupção nas raízes de desenvolvimento dos incisivos laterais, o que faz com que as coroas dos incisivos em erupção se alarguem mais lateralmente, produzindo um diastema. Este fenómeno é também designado por fenómeno de Broadbent, que foi descrito por H. Broadbent em 1937. Este fenómeno é auto-corretivo, os incisivos endireitam-se gradualmente com a erupção dos incisivos laterais e caninos, à medida que a pressão é transferida das raízes para a coroa dos incisivos[13].

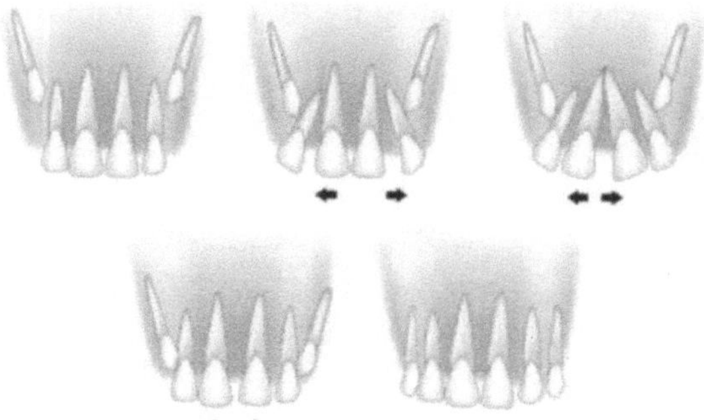

Figura 1: Fenómeno Broadbent

Os incisivos decíduos são substituídos por incisivos permanentes entre os 6,5 e os 8,5 anos de idade. Os incisivos permanentes são maiores do que os primários, pelo que necessitam de mais espaço para o seu alinhamento. Esta diferença entre o espaço disponível e o espaço necessário é designada por **responsabilidade do incisivo.**

Este espaço é de 7 mm para a arcada maxilar e de 5 mm para a arcada mandibular. Alguns dos factores que ajudam no alinhamento dos incisivos através do ganho de espaço são

a. ***Utilização do espaçamento interdentário dos incisivos primários:*** Média de 4 mm na arcada maxilar e 3 mm na arcada mandibular.

b. ***Aumento da largura da arcada intercanina:*** ocorre à medida que a criança cresce. No sexo masculino, é de 6 mm para a maxila e 4 mm para a mandíbula, enquanto no sexo feminino é de 4,5 mm na maxila e 4 mm na mandíbula.

c. ***Aumento do comprimento da arcada intercanina:*** Isto é devido ao crescimento dos maxilares

d. ***Alteração das angulações interincisais:*** O ângulo entre os incisivos maxilares e mandibulares é de cerca de 150° na dentição decídua, ao passo que é de cerca de 123° na dentição permanente, permitindo assim uma maior proclinação e ganhando espaço para o alinhamento dos incisivos. A isto chama-se **responsabilidade do incisivo**

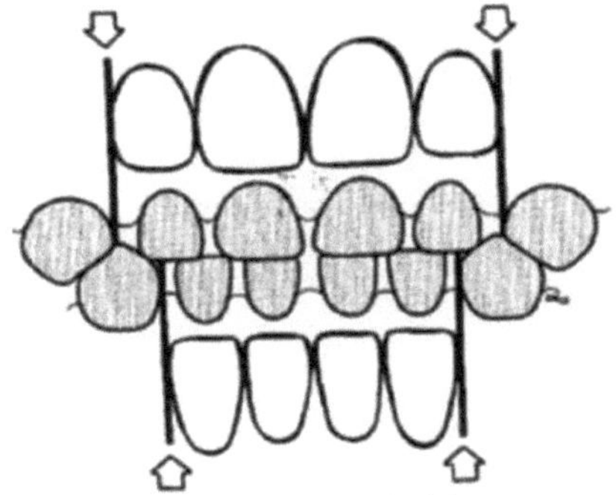

Figura 2: Troca de incisivos

Substituição de molares decíduos e caninos

A largura mesiodistal combinada dos caninos e pré-molares permanentes é menor do que a dos caninos e molares decíduos. Esse espaço extra é chamado de **espaço Leeway de Nance** e é utilizado pelos molares inferiores para estabelecer a relação de Classe I através do deslocamento mesial tardio.

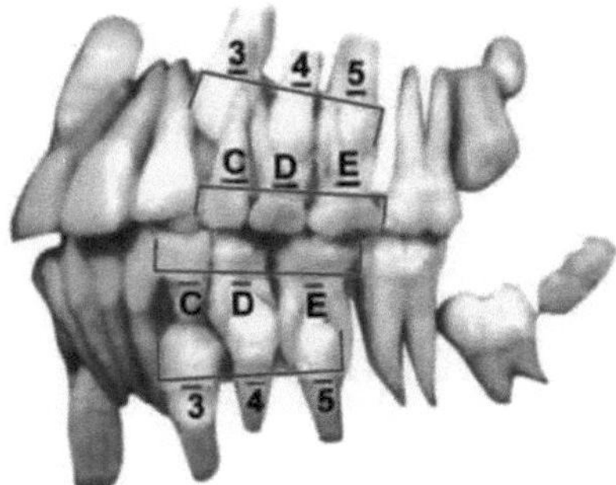

Figura 3: Espaço livre de Nance (C+D+E)- (3+4+5)

É de 1,8 mm (0,9 mm de cada lado) na arcada maxilar e de 3,4 mm (1,7 mm de cada lado) na arcada mandibular

As dimensões dos segundos molares decíduos são maiores do que as dos segundos prémolares, este espaço em excesso é chamado de **espaço E.**

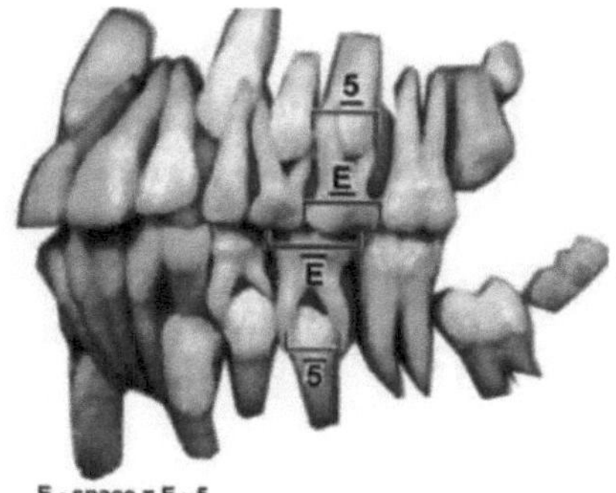

Figura 4: E-espaço

A orientação da erupção e do desenvolvimento das dentições decídua, mista e permanente é um componente integral dos cuidados de saúde oral abrangentes para todos os pacientes pediátricos dentários. Essa orientação deve contribuir para o desenvolvimento de uma dentição permanente que esteja numa oclusão estável, funcional e esteticamente aceitável e para o desenvolvimento dentofacial normal subsequente.[14]

Objectivos

O planeamento do espaço ajudará o médico da seguinte forma

- Assegurar uma abordagem disciplinada do planeamento do tratamento.

- Definir se os objectivos são atingíveis e modificá-los, se necessário.

- Prever uma falta de ancoragem ou um excesso de espaço.

- Decidir a necessidade de extracções e a escolha das mesmas.

- Planear a mecânica do controlo da ancoragem.

- Planear a mecânica de correção da relação do arco.

- Melhorar a informação pré-tratamento dos doentes.

- Obter um consentimento informado válido[15].

Princípios da análise espacial

A análise do espaço, usando os moldes dentários, é necessária para o planeamento do espaço. Ela é particularmente valiosa na avaliação do provável grau de apinhamento de uma criança com dentição mista e, nesse caso, deve incluir a previsão do tamanho dos dentes permanentes não irrompidos.[16]

Princípios da análise espacial:

A análise do espaço requer uma comparação entre a quantidade de espaço disponível para o alinhamento dos dentes e a quantidade de espaço necessária para os alinhar corretamente nas arcadas dentárias.

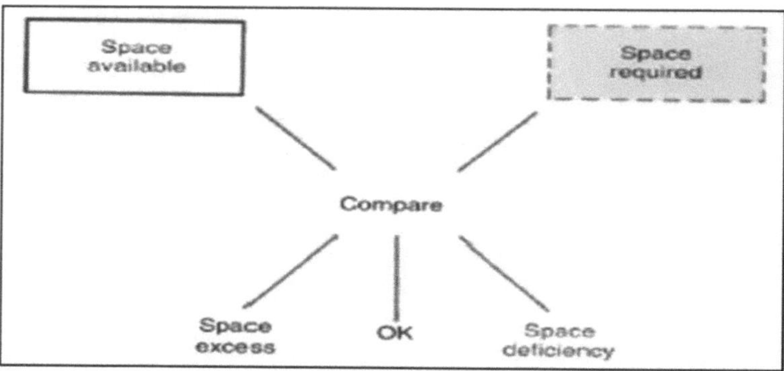

Figura 5: Análise do espaço

Uma comparação entre o espaço disponível e o espaço necessário estabelece se uma deficiência de espaço dentro da arcada acabará por levar a apinhamentos, se a quantidade correta de espaço está disponível para acomodar os dentes, ou se o excesso de espaço resultará num espaço entre os dentes[17].

Esta análise pode ser feita diretamente em modelos dentários ou por computador após a digitalização adequada da arcada e da dimensão do dente em . Os modelos digitais tornam este processo quase automático, mas quer a análise seja efectuada manualmente ou em computador, a análise é feita em duas etapas

1. Calcular a quantidade de espaço disponível

2. Cálculo do espaço necessário para o alinhamento dos dentes

Primeira etapa - O cálculo do espaço disponível é efectuado medindo o perímetro da arcada desde o primeiro molar de um lado até ao primeiro molar do outro lado, sobre o ponto de contacto dos dentes posteriores e os bordos incisais dos dentes anteriores Existem duas formas básicas de o fazer manualmente:

(1) Dividindo a arcada dentária em segmentos que podem ser medidos como aproximações em linha reta da arcada

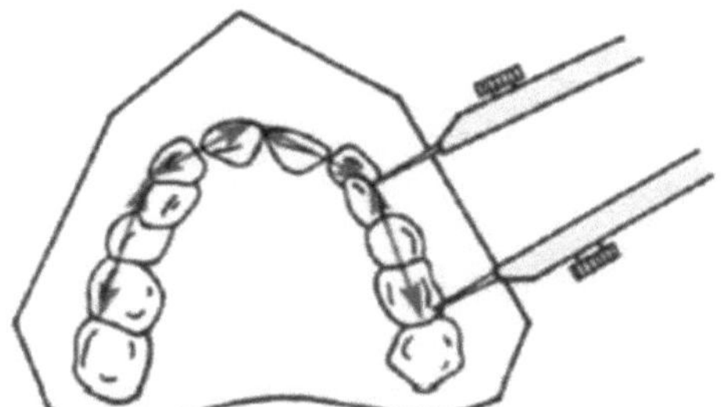

Figura 6: Divisão das arcadas dentárias em segmentos

(2) Contornando um pedaço de arame (ou uma linha curva no ecrã do computador) para a linha de oclusão e depois endireitando-o para a medição

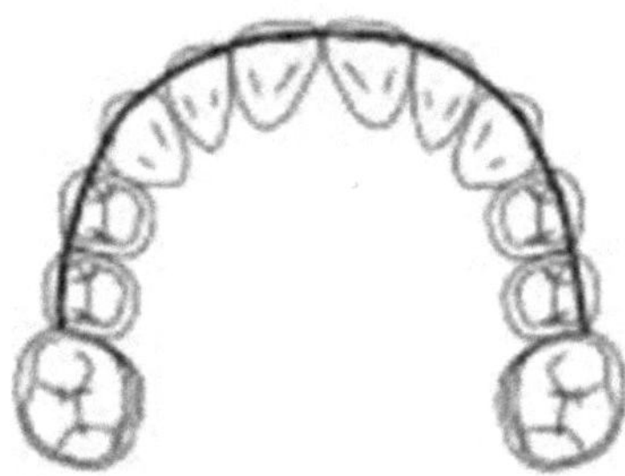

Figura 7: Medição do espaço disponível com fio de latão

Segundo passo - O espaço necessário é a soma das larguras mesiodistais de todos os dentes individuais, medidos de ponto de contacto a ponto de contacto. Calcule a quantidade de espaço necessário para o alinhamento dos dentes medindo a largura mesiodistal de cada dente, de ponto de contacto a ponto de contacto, e somando depois a largura de cada dente.

> Se a soma da largura dos dentes permanentes for maior do que a quantidade de espaço disponível, existe uma deficiência de espaço no perímetro da arcada e ocorrerá apinhamento.

> Se o espaço disponível for maior do que o espaço necessário, é de esperar que existam espaços entre os dentes.[18]

A análise espacial efectuada desta forma baseia-se em 3 pressupostos importantes[19]

(1) A posição ântero-posterior dos incisivos é correta (ou seja, os incisivos não são excessivamente protrusivos nem retrusivos)

(2) O espaço disponível não se alterará devido ao crescimento e à inclinação compensatória dentária, e

(3) Todos os dentes estão presentes e têm um tamanho razoavelmente normal

Nenhum destes pressupostos pode ser tomado como garantido. Todos eles devem ser tidos em conta aquando da análise espacial.

1)   Relativamente ao primeiro pressuposto, é necessário recordar que a protrusão dos incisivos é relativamente comum e que a retrusão, embora pouco frequente, ocorre. Existe uma interação entre o apinhamento dos dentes e a protrusão ou retrusão: se os incisivos estiverem posicionados lingualmente (retruídos), isso acentua qualquer apinhamento; mas se os incisivos protruírem, o potencial apinhamento não será totalmente expresso. O apinhamento e a protrusão são, na realidade, aspectos diferentes do mesmo fenómeno. Se não houver espaço suficiente para alinhar corretamente os dentes, o resultado pode ser apinhamento, protrusão ou (muito provavelmente) uma combinação dos dois. Por isso, para avaliar os resultados da 1 | 1análise facial, é necessário dispor de informações sobre o grau de protrusão dos incisivos, a partir do exame clínico. Essa informação vem da análise da forma facial (ou da análise cefalométrica, se disponível).

2) O espaço disponível não se altera durante o crescimento, é válido para adultos e não para crianças. A análise do espaço é menos exacta e menos útil em crianças com problemas esqueléticos (classe II, classe III, face longa e face curta) do que naquelas com boas proporções faciais, porque em crianças com faces bem proporcionadas há pouca ou nenhuma tendência para a dentição ser deslocada em relação à mandíbula durante o crescimento, mas os dentes deslocam-se frequentemente para a frente ou para trás numa criança com discrepância maxilar.

3) Todos os dentes estão presentes e o seu tamanho razoavelmente normal pode ser verificado por exame clínico e radiográfico, observando os dentes como um conjunto

e não como unidades individuais. As anomalias no tamanho dos dentes têm implicações significativas no espaço das arcadas dentárias.

Avaliação do espaço necessário para atingir os objectivos do tratamento[20]

A avaliação do espaço necessário basear-se-á principalmente nos "Seis aspectos específicos da Occlusion".

1. Aglomeração e espaçamento
2. Nivelamento de curvas oclusais
3. Alteração da largura do arco
4. Incisivo Alteração anteroposterior
5. Alteração da angulação (ponta mesiodistal)
6. Alteração da inclinação (binário)

1. **Apinhamento e espaçamento** - O apinhamento será avaliado como menos grave se a forma de arco selecionada passar pelo incisivo mais proeminente e pelo canino deslocado para vestibular, e mais grave se passar pelos dentes deslocados para lingual.

O apinhamento e o espaçamento devem ser avaliados em relação à forma da arcada que reflecte a maioria dos dentes, não necessariamente a arcada imaginária que passa pelo bordo incisal do incisivo central mais proeminente de cada arcada (figura 9)

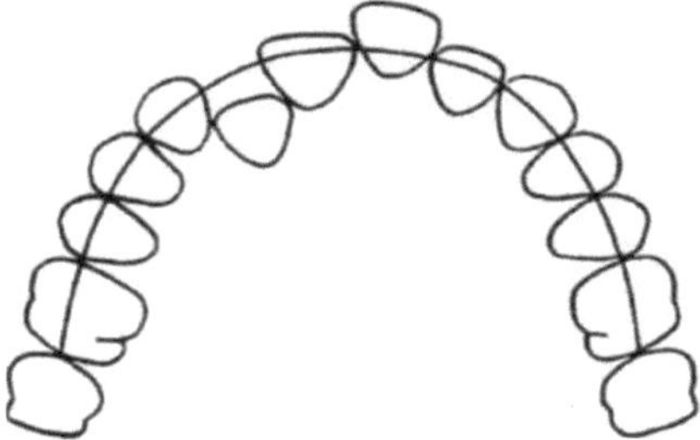

Figura 8: Forma do arco

O método recomendado para a avaliação consiste em utilizar uma régua transparente sobre a superfície oclusal ou vestibular dos modelos de estudo para medir a largura mesiodistal dos dentes desalinhados e o espaço disponível na forma de arco selecionada (Figura 10).

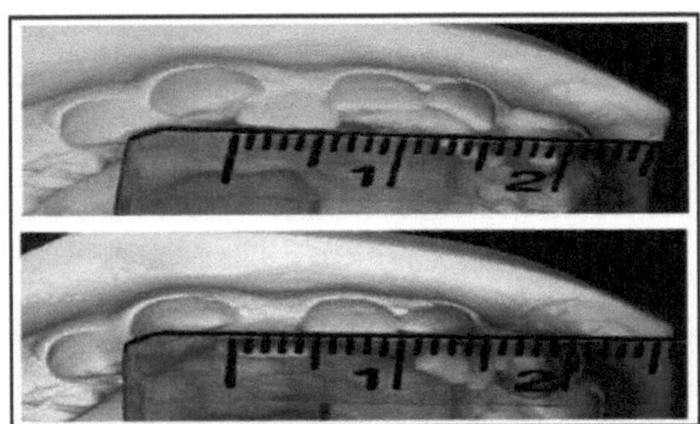

Figura 9: Medição com uma régua transparente

Esta técnica tem sido considerada preferível à utilização de paquímetros para medir todos os dentes e um fio de latão para avaliar o comprimento da arcada. O último método é menos fiável, provavelmente devido ao erro cumulativo ou ao viés que surge da necessidade de medir todos os dentes em vez de apenas os desalinhados.

2. **Nivelamento da Curva Oclusal** [64] - Clinicamente, a curva de Spee é determinada pelas cristas marginais distais dos dentes mais posteriores da arcada e pelas bordas

incisais dos incisivos centrais. É necessário espaço para nivelar uma curva de Spee, mas a avaliação exacta deste espaço é muito difícil. Uma curva oclusal aumentada é devida a uma série de pontos de contacto deslizados na dimensão vertical; é a restauração das relações dos pontos de contacto entre dentes vizinhos que exige um aumento do espaço dentro da arcada dentária (Figura 11). Este deslizamento é geralmente demasiado ligeiro em qualquer ponto de contacto para ser registado como uma forma de apinhamento, mas quando uma arcada é considerada globalmente, é necessário espaço para o nivelamento.

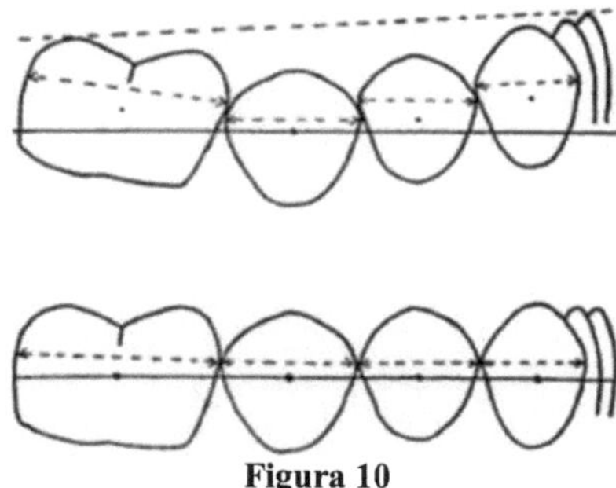

Figura 10

Aumento das curvas oclusais devido ao deslizamento dos contactos no plano vertical (acima). O nivelamento do plano oclusal envolve a restauração das relações dos pontos de contacto

Na prática clínica, é necessário um espaço de 1 mm para corrigir 3 mm de curva de spee, 1,5 mm para 4 mm de curva de spee e 2 mm de espaço para uma curva de 5 mm. O dente mais posterior é normalmente o segundo molar, se o segundo molar estiver parcialmente erupcionado, então o primeiro molar é tomado como referência.

Se os dentes fossem paralelos, não seria necessário espaço para nivelar uma curva oclusal. Quando os dentes são bulbosos, as implicações de espaço são maiores.

3. **Alteração da largura da arcada** - Para efeitos de planeamento do espaço, cada milímetro de expansão da largura intermolar criará aproximadamente 0,5 mm de espaço dentro da arcada. O espaço criado pode ser maior quando a expansão global da arcada é conseguida através da divisão da sutura palatina. Cada milímetro de aumento na largura intermolar resultou numa diminuição da profundidade antero-posterior da arcada de 0,28 mm, equivalente a um aumento no comprimento do perímetro da arcada de 0,56 mm.

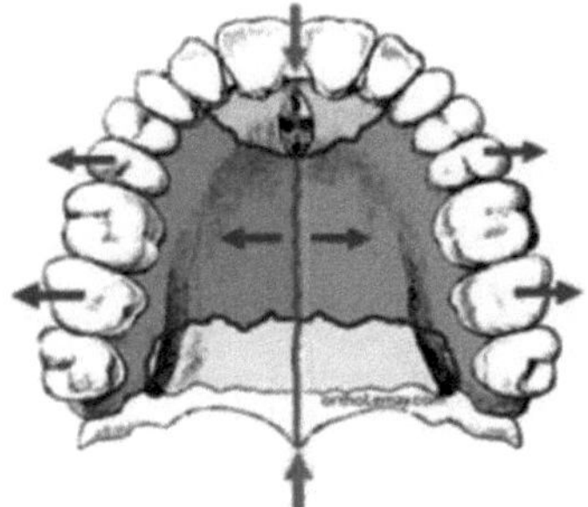

Figura 11: Expansão da largura do arco

4. **Mudança Antero-posterior do Incisivo** - As mudanças na posição antero-posterior dos segmentos labiais têm um efeito profundo no comprimento do perímetro da arcada. Para efeitos de planeamento do espaço, cada milímetro de avanço ou retração do incisivo criará ou consumirá 2 mm de espaço dentro da arcada dentária (Fig. 13).

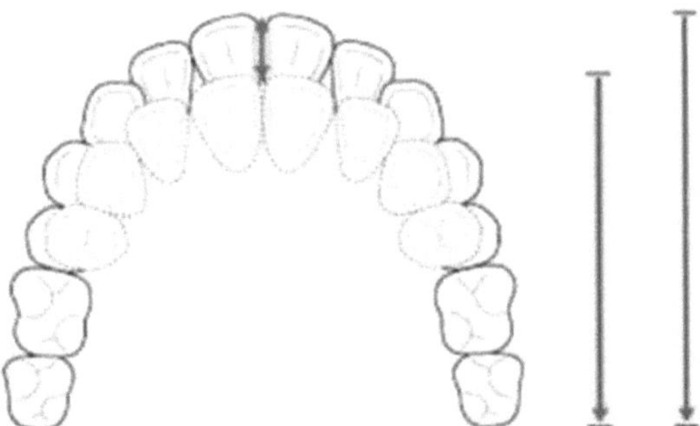

Figura 12: Alteração anteroposterior dos incisivos

5. **Alteração das Angulações (Ponta Mesiodistal)** - Se os incisivos superiores estiverem demasiado verticais, ocupam menos espaço na arcada do que se estiverem corretamente angulados (figura 14). O espaço é ganho com a correção dos dentes demasiado angulados para a angulação normal.

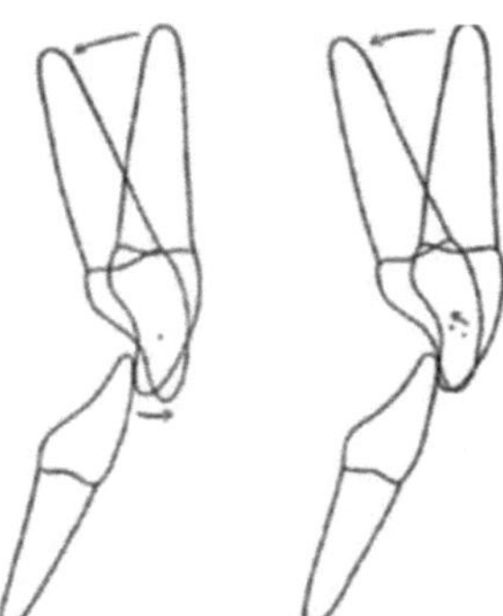

Figura 13: Inclinação mesio-distal

6 . Mudança de inclinação (Torque) [63] - Andrews salientou a importância da inclinação dos incisivos superiores para ocuparem o espaço correto, e que uma falha neste aspeto levaria a uma oclusão vestibular incorrecta ou a um espaçamento.

A inclinação correta é também importante para assegurar uma estética óptima.

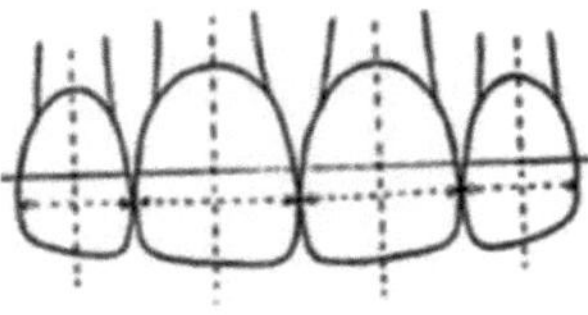

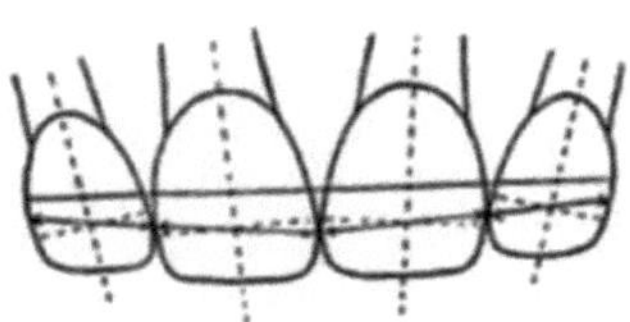

Figura 14: Inclinação do incisivo

As implicações de espaço variam de acordo com o tamanho e a morfologia dos incisivos. A torção da raiz palatina de dentes grandes ou de faces paralelas exigiu a maior quantidade de espaço dentro da arcada, enquanto que os dentes pequenos ou triangulares com pontos de contacto perto dos bordos incisais precisaram de menos espaço. Os dentes em forma de barril precisavam de um espaço intermediário.

Tipos de análise de modelos

A análise de modelos é um dos auxiliares de diagnóstico mais essenciais para visualizar a oclusão do paciente em todos os aspectos e também ajuda a efetuar as medições necessárias dos dentes, arcadas dentárias e osso basal para realizar a análise do espaço.

A principal vantagem em relação a outras ajudas é o facto de a análise do modelo oferecer uma visão tridimensional do mesmo. A análise de modelos pode ser definida como o estudo das arcadas maxilar e mandibular nos três planos do espaço

(sagital, vertical, transversal) e é uma ferramenta valiosa no diagnóstico ortodôntico e no planeamento do tratamento.

TIPOS DE ANÁLISE DE MODELOS[21]

Quadro 1

PERMANENT DENTITION	MIXED DENTITION
Pont's index	Huckaba's analysis
Korkhaus analysis	Hixon and old father's method
Linder harth analysis	Moyers mixed dentition analysis
Arch perimeter analysis	Nance analysis
Carey's analysis	Total space analysis
Bolton's analysis	Tanaka Johnston analysis
Ashley howe's analysis	Staley Kerber's analysis
Peck and peck index	

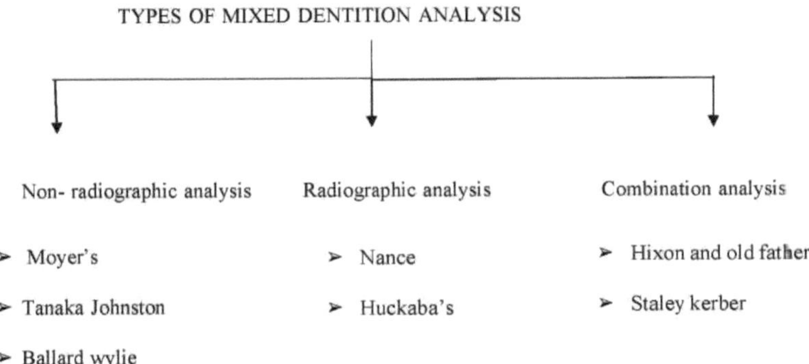

Auxiliares de diagnóstico

O molde de diagnóstico é uma reprodução em tamanho real de uma parte ou partes da cavidade oral e/ou das estruturas faciais para efeitos de estudo e planeamento do tratamento.

Importância dos moldes de diagnóstico

1. Isto permite examinar os dentes sem a interferência da bochecha, da língua e da influência da

    neuro-musculatura.

2. Os moldes de diagnóstico permitem uma análise detalhada do plano oclusal e da oclusão, e os procedimentos de diagnóstico podem ser realizados para um melhor diagnóstico e planeamento do tratamento.[22]

Diagnostic casts are of two types

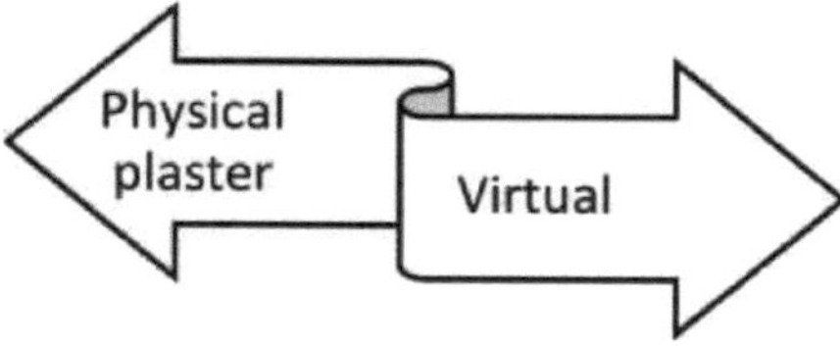

Partes de modelos de estudo

Modelos de estudo divididos em duas partes

*   A parte anatómica

É a parte que consiste na impressão efectiva da arcada dentária e dos tecidos moles circundantes.

- A parte artística

    A base de pedra está a suportar a parte anatómica.

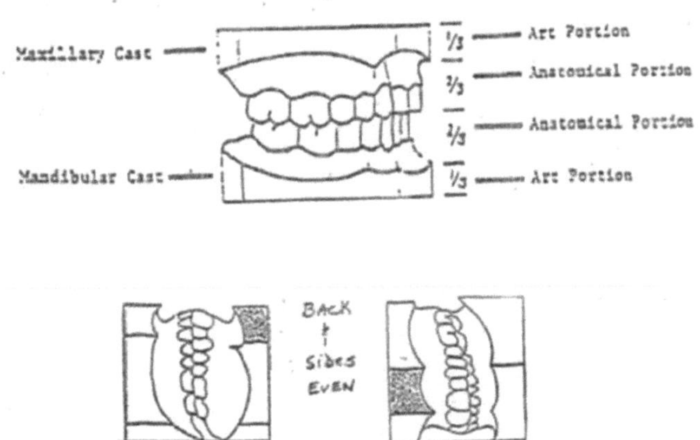

Figura 15: Partes de moldes de diagnóstico

<u>**MEDIÇÕES DE MOLDES DENTÁRIOS**</u>

As seguintes variáveis podem ser medidas num molde de diagnóstico:

1. **Largura mesiodistal do dente**

O procedimento para a mensuração da largura mesiodistal do dente foi realizado conforme descrito por Hunter e Priest. Os bicos do paquímetro foram inseridos a partir da face facial dos dentes e mantidos perpendiculares ao longo eixo do dente. Os bicos foram fechados até se obter um contacto suave com os pontos de contacto pré-determinados do dente.

2. **Largura intercanina**

A distância horizontal entre as pontas das cúspides dos caninos permanentes superiores
e inferiores.

3. **Largura inter molar**

A distância horizontal entre as fossas centrais direita e esquerda do primeiro molar
permanente superior e inferior

4. **Comprimento do arco**

A distância entre a superfície distal do segundo pré-molar e a superfície distal do incisivo
lateral e daí até à linha média. Isto é repetido em ambos os lados para determinar o
comprimento do arco na arcada dentária. [23,24,25,26]

MEIOS AUXILIARES DE DIAGNÓSTICO AVANÇADOS

MODELOS VIRTUAIS TRIDIMENSIONAIS NO ECRÃ

- Até há pouco tempo, os moldes em pedra eram a única forma de fazer modelos 3D
  para representar com exatidão uma maloclusão.
- No entanto, recentemente, foi disponibilizada uma alternativa digital sob a forma de
  modelos computorizados em 3D como parte do serviço OrthoCAD.

O sistema requer 3 componentes básicos:

(1) Um utilitário de descarregamento instalado num PC com acesso à Internet que
actua como gateway

(2)   Uma pasta designada para os modelos recebidos

(3)   Um navegador 3D, que permite ao médico utilizar a informação digital.

Vantagens dos modelos virtuais:

➢   Os custos de armazenamento dos modelos virtuais ao longo da sua vida útil são
negligenciáveis.

➢   A duração do processo de descarregamento é inferior a 20 segundos.

➢   Um calibrador virtual no ecrã facilita a realização de análises muito utilizadas,
como a discrepância da linha média de Bolton, a discrepância da sobremordida e a
discrepância do comprimento da arcada.

➢   Uma caraterística única é o oclusograma, que apresenta um esquema codificado por
cores do registo da mordida, incluindo os pontos de contacto total. Esta ferramenta
pode ser particularmente útil ao comparar modelos pré-tratamento e pós-tratamento
para determinar a eficácia do regime de tratamento.

➢   O software também permite ajustes anteriores, posteriores e transversais ao registo
da mordida.

➢   Capacidade de partilhar e trocar informações de forma eficaz, para além de não ter
de armazenar fisicamente e recuperar manualmente os modelos de pedra. Os
modelos OrthoCAD podem ser acedidos por qualquer número de utilizadores da
rede. [27,28]

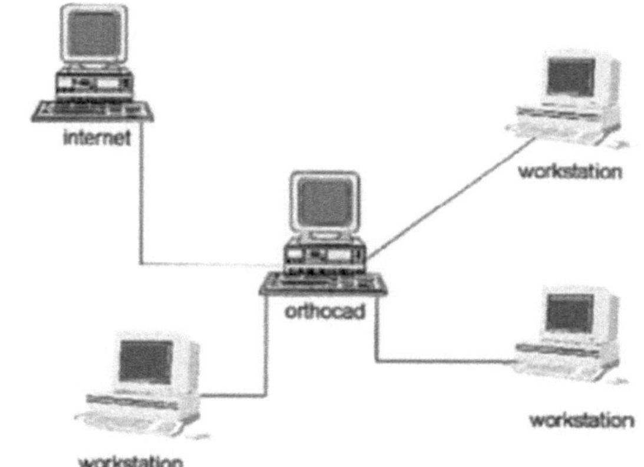

Figura 16: Sistema Ortho Cad

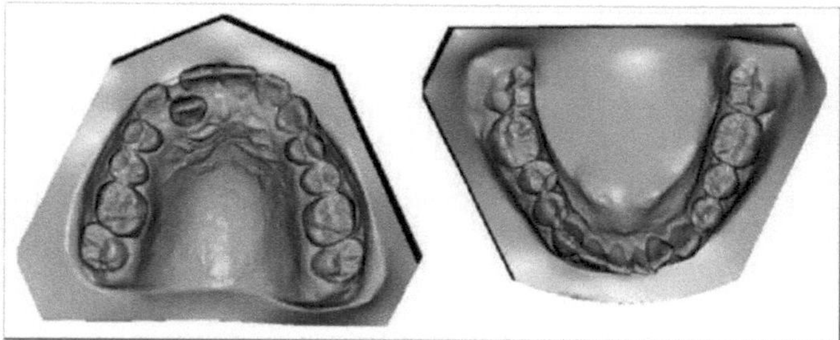

Figura 17: modelos virtuais

No que respeita aos auxílios radiográficos, as radiografias ortopantomogáricas e periapicais intra-orais são os auxílios de diagnóstico básicos. A CBCT é o auxiliar radiográfico avançado.

IMAGENS CBCT

➢ A imagiologia CBCT é uma nova técnica radiográfica que pode obter imagens 3D utilizando uma técnica de digitalização mais atual que envolve um desconforto mínimo para o paciente.

➢ Além disso, a TCFC pode fornecer resultados instantâneos. A dose de radiação encontrada num exame típico de TCFC é mais elevada do que nas técnicas convencionais, como a radiografia panorâmica, mas continua a ser significativamente inferior às doses encontradas numa TC multislice.

➤ O ajuste fino da posição da cabeça não é essencial durante a obtenção da imagem, porque os pontos mantêm inalteradas as suas relações espaciais em coordenadas 3D, pelo que é possível a reorientação das imagens, ao contrário da radiografia cefalométrica lateral.

➤ Foi relatada a facilidade de identificação de pontos de referência e a elevada precisão da sobreposição de imagens [25,26].

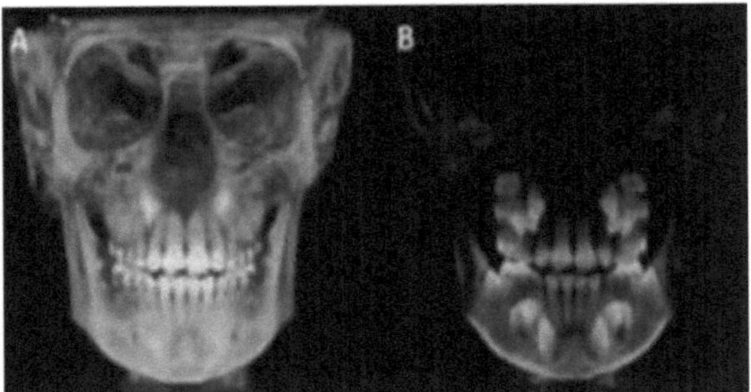

Figura 18: Tomografia computorizada

Análise da dentição mista

A oclusão dentária é a forma como os dentes maxilares e mandibulares entram em contacto uns com os outros. Pode ser estática, quando a mandíbula se encontra em posição de repouso, ou cêntrica, quando os dentes maxilares e mandibulares se encontram em posição de máxima intercuspidação.[38] Para todos os pacientes ortodônticos, alcançar a oclusão dentária ideal é o principal objetivo terapêutico.[39]

A má oclusão é qualquer desvio da oclusão normal. A má oclusão dentária pode ocorrer como resultado de factores genéticos, factores ambientais ou da combinação de ambos os factores. A maioria delas resulta de um desequilíbrio entre o tamanho dos dentes e o tamanho das arcadas a que os dentes estão associados [30]. As más oclusões dentárias surgem durante o período da dentição mista e, se forem tratadas atempadamente, podem ser reduzidas em termos de gravidade ou mesmo totalmente removidas.

Período de Dentição Mista e a sua importância na Ortodontia Interceptiva

O período de dentição mista situa-se entre os seis e os doze anos de idade, durante o qual estão presentes tanto os dentes decíduos como os permanentes. Durante este período, é possível fazer uma previsão precisa e específica do futuro desenvolvimento dentário e também avaliar se haverá espaçamento ou apinhamento dos dentes na arcada dentária. No planeamento do tratamento ortodôntico intercetivo, é importante prever o espaço necessário e disponível para os caninos e pré-molares não irrompidos na arcada, e esta determinação do tamanho dos dentes deve ser feita antes da erupção dos caninos e pré-molares, através de um método chamado Análise do Espaço da Dentição Mista (MDSA)[40]

Na análise do espaço da dentição mista, a largura mesiodistal dos caninos e pré-molares não irrompidos é prevista para que se possa determinar a discrepância entre o espaço disponível e o espaço necessário para esses dentes na arcada dentária.[41] Isso também ajuda a determinar se há espaço suficiente disponível para os dentes posteriores na arcada, de modo que eles possam irromper livremente com bom alinhamento. Essa análise é muito importante para o diagnóstico ortodôntico e para o planejamento do tratamento.[42]

Existem três abordagens principais utilizadas para estimar a largura mesiodistal de caninos e pré-molares não irrompidos em pacientes com dentição mista:

1) Medição direta a partir de radiografia:

> A largura dos caninos e pré-molares permanentes (primeiro e segundo) é medida diretamente a partir de radiografias dentárias (periapicais e cefalométricas)[43].

> Para tal, é necessária uma imagem radiográfica sem distorções, o que é conseguido com radiografias periapicais individuais. Mesmo com uma radiografia individual, é muitas vezes difícil obter uma vista não distorcida dos caninos, o que reduz inevitavelmente a precisão. Com qualquer tipo de radiografia, é necessário compensar a ampliação da imagem radiográfica[47].

> Para corrigir a ampliação nas películas, o mesmo objeto é medido no molde e na película (primeiro molar primário), o que produzirá a percentagem de ampliação. Este rácio é utilizado para corrigir a ampliação em dentes não irrompidos.

Método

(a) Estabelece-se uma relação proporcional simples

$$\frac{\text{True width of primary molar}}{\text{Apparent width (primary molar)}} = \frac{\text{True width of unerupted premolar}}{\text{Apparent width(unerupted premolar)}}$$

A exatidão é razoável a boa, dependendo da qualidade das radiografias e da sua posição na arcada. A técnica pode ser utilizada na arcada maxilar e mandibular em todos os grupos étnicos.

Ortopantamograma

Quando se analisa um caso de dentição mista, o pantomograma fornece ao clínico a maioria das informações necessárias num único olhar. Para além disso, a radiologia panorâmica tem a vantagem de reduzir a dose de radiação. A dose de radiação de um pantomograma é equivalente a aproximadamente quatro filmes bitewing. O pantomograma é, por conseguinte, um auxiliar de diagnóstico recomendado e frequentemente utilizado na fase de dentição mista e é valioso para o médico:

- Deteção de pathosis de ossos e/ou dentes

- A deteção de aberrações no desenvolvimento

- Determinação da idade dentária dos pacientes.

- Avaliação de problemas de erupção incipiente.

- Identificação de anomalias dentárias.

O espaço livre pode ser avaliado num pantomograma para verificar se está intacto ou se foi comprometido de alguma forma.

O espaço livre comprometido pode ser reconhecido num pantógrafo como:

- Falta prematura de um dente ou dentes decíduos nos segmentos vestibulares

- Cáries interproximais dos molares ou caninos primários

• Inclinação mesial excessiva dos primeiros molares permanentes associada à perda precoce ou cárie interproximal dos molares ou caninos primários. Clinicamente, é visível uma rotação mesio-lingual.

• Inclinação distal dos incisivos como resultado da perda precoce dos caninos primários.

• Inclinação dos primeiros molares permanentes e incisivos permanentes em direção uns aos outros associada à perda precoce de dentes ou a casos de infra-oclusão.

Um espaço livre comprometido constituiria um apinhamento secundário. Este apinhamento pode ser intercetado com sucesso se for identificado. Se o tratamento implicar a distalização de um primeiro molar que se inclinou mesialmente, ele deve ser tratado antes que o segundo molar em erupção atinja a junção cérvico-esmalte do primeiro molar. Se o espaço livre estiver intacto, pode ser utilizado para resolver apinhamentos menores, se necessário[49]

Tomografia versus previsão e medição radiográfica

Estimar a presença, o tamanho e a forma dos dentes não irrompidos. As medidas do diâmetro dos dentes irrompidos e do perímetro da arcada foram obtidas utilizando as ferramentas deste software. Assim, o longo eixo de cada dente foi corrigido nos três planos - axial, coronal e sagital.

Vantagens

➢ Pode citar-se um tempo de procedimento mais curto

➢ Não é necessário armazenar modelos de estudo

➢ Fácil acesso aos registos de diagnóstico a partir de qualquer lugar.

As medidas realizadas diretamente no crânio e na imagem tomográfica do mesmo crânio foram totalmente semelhantes. Na avaliação dos valores referentes à soma dos diâmetros dos dentes intraósseos, pré-molares permanentes e caninos permanentes, medidos em imagens tomográficas e medidos pela tabela de Moyers e pela fórmula de Tanaka-Johnston, a análise estatística mostrou baixa concordância entre os dois métodos. No planejamento do tratamento ortodôntico, a variação individual representa um fator importante. Todos os métodos de predição do diâmetro mesiodistal dos caninos e pré-molares, como as análises de Moyers e Tanaka-Johnston, não levam em consideração a individualidade e, por isso, subestimam ou superestimam as dimensões dentárias reais. Com a utilização da Tomografia Computorizada de Feixe Cónico, os dentes são medidos em vez de serem estimados.

O exame tomográfico revelou a presença de macrodontia e forma anormal dos segundos pré-molares. Consultando apenas a tabela de Moyers ou a fórmula de Tanaka-Johnston, estas informações não seriam tidas em conta e o espaço necessário para o doente seria erradamente previsto como sendo mais pequeno.

A agenesia dos segundos pré-molares também foi observada nas tomografias durante a análise da dentição mista. Para esse paciente, com ausência do segundo pré-molar, a tabela de Moyers e a fórmula de Tanaka-Johnston não puderam ser aplicadas para fins de comparação com as medidas tomográficas, pois ela resulta na soma dos caninos e dos primeiros e segundos pré-molares.

Por sua vez, tanto o método radiográfico quanto o tomográfico levaram em consideração a variação individual (cada dente é medido em ambos os exames), sendo observada uma alta concordância entre eles. Em relação à radiografia, a maioria dos casos (29,21%) envolveu dentes rotacionados. Dessa forma, a Tomografia Computadorizada de

Feixe Cônico apresenta algumas vantagens em relação à radiografia oblíqua de 45 graus.

Assim, a imagem tridimensional oferece maior potencial para a avaliação quantitativa do crânio e da face, pois os pontos são facilmente identificados e as estruturas não são sobrepostas. Existe também a possibilidade de mover a imagem tridimensionalmente, o que permite a visualização do objeto em diferentes ângulos.

> **Lima e Monnerat, em 1992,** propuseram a correção da tele radiografia oblíqua de 45 graus para determinar o tamanho dos caninos e pré-molares permanentes intra-ósseos . Sugeriram que as medidas dos dentes nas radiografias deveriam ser multiplicadas por 0,928, resultando, assim, em alta precisão em relação às medidas reais.

> **Segundo Bernabé e Flores-Mir, em 2005**, a análise da dentição mista deve apresentar um erro sistemático mínimo e conhecido, permitir fácil replicação por qualquer operador basicamente treinado, ser realizada rapidamente, não exigir equipamentos muito sofisticados, ser aplicada diretamente na boca e estar disponível para ambas as arcadas dentárias. Também é importante ressaltar que os erros e o tempo de avaliação do novo método tendem a ser maiores durante esse processo de mudança de método. À medida que o examinador prossegue com os procedimentos e tem a oportunidade de avaliar mais tomografias, menos variações entre os métodos são observadas, achado também relatado por Rheude et al. em 2005.

A sua modesta aplicação deve-se principalmente ao elevado custo dos programas informáticos que permitem visualizar e editar imagens.

Com o passar dos anos, a probabilidade é que esses softwares se tornem mais acessíveis. A disponibilidade de tal tecnologia irá, sem dúvida, alargar a utilização e aplicação de imagens 3D em ortodontia para fins clínicos.

É difícil trabalhar com probabilidades que exijam precisão, pois a anatomia humana apresenta variações inerentes. Existem vários métodos que visam estimar o diâmetro mesiodistal de caninos e pré-molares por meio de tabelas, equações e radiografias.

Obter esses valores o mais próximo possível da realidade utilizando essas medidas é um desafio, pois todos podem falhar. Por isso, aliado aos métodos de predição, deve existir um bom senso profissional para que o diagnóstico seja elaborado de forma mais eficaz.[48]

2) Utilização da equação de previsão:

Existe uma correlação razoavelmente boa entre o tamanho dos incisivos permanentes erupcionados e os caninos e pré-molares não irrompidos. Usando a largura mesiodistal dos incisivos *inferiores*, o tamanho dos caninos e pré-molares inferiores e superiores não irrompidos pode ser previsto. O tamanho dos incisivos inferiores correlaciona-se melhor com o tamanho dos caninos superiores

e pré-molares do que o tamanho dos incisivos superiores, porque os incisivos laterais superiores são dentes extremamente variáveis.

Vantagem:

- ➤ Não são necessárias radiografias
- ➤ Pode ser utilizado para a arcada superior ou inferior.

As mais utilizadas são as tabelas de probabilidade de Moyer e as equações de regressão de Tanaka e Johnston.

As tabelas de previsão funcionam surpreendentemente bem quando aplicadas ao grupo populacional a partir do qual foram desenvolvidas.

Diferença de género no tamanho dos dentes

Esses métodos não foram desenvolvidos para ambos os sexos separadamente, enquanto a literatura mostra que o tamanho dos dentes varia entre machos e fêmeas, sendo que os machos têm dentes maiores do que as fêmeas. Muitos autores relataram que o fator sexo também deve ser incluído como um preditor adicional para a estimativa da soma de caninos e pré-molares não irrompidos com base no dimorfismo sexual no tamanho dos dentes. Assim, as equações de regressão e/ou tabelas devem ser feitas separadamente para machos e fêmeas.

3) Combinação de radiografia e equação de previsão

No método combinado, a largura mesiodistal do canino e dos pré-molares permanentes é prevista a partir da soma da largura do primeiro e segundo pré-molares medida na radiografia mais a largura do incisivo central e lateral mandibular irrompido do mesmo quadrante. Foi recomendado pela primeira vez por Hixon e Old Father (1958). Ele estabeleceu uma equação de regressão para prever o tamanho do canino e dos pré-molares mandibulares não irrompidos a partir da medição radiográfica dos pré-molares mandibulares. O método de Old Father foi modificado por Staley (1959), incluindo o

do incisivo permanente inferior para prever a largura mesiodistal do canino e dos pré-molares. Staley, R. N. e P. E. Kerber (1980) revisaram Hixon e Old Father e desenvolveram uma equação de predição e fizeram um gráfico para a estimativa da largura mesiodistal de caninos e pré-molares não irrompidos. Vários investigadores previram a largura mesiodistal dos caninos e pré-molares não irrompidos na população caucasiana através de uma combinação de medições dos dentes a partir de radiografias dentárias e de uma análise de regressão efectuada em moldes dentários, tendo concluído que era mais precisa na respectiva população[45,46].

Equação e/ou Tabela de Predição de Vs Radiográfico

Uma previsão radiográfica exacta requer uma técnica e equipamento radiográficos de boa qualidade. A radiografia dá uma imagem bidimensional do objeto, pelo que pode dar falsas medições quando os dentes podem estar rodados na sua cripta óssea. Também tem a desvantagem da exposição a uma dose de radiação mais elevada. Assim, a equação de previsão e/ou tabelas baseadas na largura mesiodistal dos dentes permanentes já erupcionados são os métodos mais utilizados. Ao utilizar as tabelas de previsão, podemos reduzir a exposição do paciente à radiação e a análise também pode ser efectuada em situações em que não há possibilidade de tirar uma radiografia.

ANÁLISE DE MOYERS

A. Estimativa a partir do quadro de proporcionalidade

Os incisivos mandibulares foram escolhidos para a medição, uma vez que irrompem na boca cedo na dentição mista e são facilmente medidos com exatidão. Os incisivos superiores não são utilizados nos procedimentos de previsão, uma vez que apresentam demasiada variabilidade em termos de tamanho e as suas correlações com outros grupos de dentes são demasiado baixas para terem valor prático. Por isso, os incisivos inferiores são medidos para prever o tamanho dos dentes posteriores superiores e inferiores.

PROCEDIMENTO NA ARCADA MANDIBULAR

1. Medir com o medidor de dentes ou com um medidor de Boley pontiagudo a maior largura mesiodistal de cada um dos 4 incisivos mandibulares.

2. Determinar a quantidade de espaço necessário para o alinhamento dos incisivos.

   ➢ Ajustar o calibre de Boley para um valor igual à soma das larguras do incisivo central esquerdo e do incisivo lateral esquerdo.

   ➢ Colocar uma ponta do medidor na linha média da crista alveolar entre os incisivos centrais e deixar a outra ponta ao longo da linha da arcada dentária do lado esquerdo.

   ➢ Marcar no dente ou na crista o ponto exato onde a ponta distal do calibre de Boley tocou. Este ponto é onde a superfície distal do incisivo lateral estará quando tiver sido alinhado.

   ➢ Repetir este processo para o lado direito da arcada. Se a avaliação cefalométrica mostrar que o incisivo mandibular está demasiado afastado labialmente, a ponta do calibre de Boley é colocada na linha média, mas movida lingualmente uma quantidade suficiente para simular a verticalização esperada

   do incisivo, conforme ditado pela avaliação cefalométrica.

3. Calcular a quantidade de espaço disponível após o alinhamento dos incisivos. Para efetuar este passo, medir a distância do ponto marcado na linha da arcada até à superfície mesial do primeiro molar permanente. Esta distância é o espaço disponível para o canino e os 2 pré-molares e para qualquer ajuste molar necessário após o alinhamento dos incisivos. Registar os dados de ambos os lados na análise da dentição mista.

4. Prever o tamanho das larguras combinadas do canino e dos pré-molares da mandíbula.

- Esta previsão é efectuada através de um gráfico de probabilidades.

- Localizar no topo da tabela mandibular o valor que mais se aproxima da soma das larguras dos 4 incisivos mandibulares.

- A coluna dos números indica a gama de valores para todos os tamanhos de cúspides e pré-molares que serão encontrados para incisivos do tamanho indicado.

- Por exemplo, para incisivos com 22,0 mm de largura combinada, a soma das larguras dos pré-molares e das cúspides mandibulares varia de 22,6 mm, com um nível de confiança de 95%, até 19,2 mm, com um nível de confiança de 5%. Isto significa que, de todas as pessoas do universo

  cujos incisivos inferiores medem 22,0 mm. 95 % terão cúspides e pré-molares com uma largura total igual ou inferior a 22,6 mm e apenas 5 % terão cúspides e pré-molares com uma largura total inferior a 19,2 mm.

- Um valor não pode representar a soma exacta cúspide-premolar para todas as pessoas, uma vez que existe uma variedade de larguras dos dentes posteriores, mesmo quando os incisivos são idênticos. O valor ao nível de 75 % é escolhido como estimativa, uma vez que foi considerado o mais prático do ponto de vista clínico. O valor de 21,6 mm. significa que três em cada quatro vezes, o canino e o pré-molar totalizarão 21,6 mm. ou menos. Apenas 5 vezes em cem, esses dentes serão mais de 1 mm. maiores que a estimativa (21,66 mm).

- Dever-se-ia utilizar o nível de probabilidade de 50 %, uma vez que os eventuais erros se distribuiriam igualmente nos dois sentidos.

- No entanto, clinicamente, é necessária mais proteção no lado inferior (apinhamento) do que no lado superior (espaçamento)

5. Calcular a quantidade de espaço deixado na arcada para o ajuste dos molares. Esse cálculo é feito subtraindo-se o tamanho estimado do canino e do pré-molar do espaço medido disponível na arcada após o alinhamento dos incisivos.[27]

Quadro 2

A. Mandibular bicuspids and cuspids

Males

21/12 =	19.5	20.0	20.5	21.0	21.5	22.0	22.5	23.0	23.5	24.0	24.5	25.0	25.5
%													
95	21.6	21.8	22.0	22.2	22.4	22.6	22.8	23.0	23.2	23.5	23.7	23.9	24.2
85	20.8	21.0	21.2	21.4	21.6	21.9	22.1	22.3	22.5	22.7	23.0	23.2	23.4
75	20.4	20.6	20.8	21.0	21.2	21.4	21.6	21.9	22.1	22.3	22.5	22.8	23.0
65	20.0	20.2	20.4	20.6	20.9	21.1	21.3	21.5	21.8	22.0	22.2	22.4	22.7
50	19.5	19.7	20.0	20.2	20.4	20.6	20.9	21.1	21.3	21.5	21.7	22.0	22.2
35	19.0	19.3	19.5	19.7	20.0	20.2	20.4	20.67	20.9	21.1	21.3	21.5	21.7
25	18.7	18.9	19.1	19.4	19.6	19.8	20.1	20.3	20.5	20.7	21.0	21.2	21.4
15	18.2	18.5	18.7	18.9	19.2	19.4	19.6	19.9	20.1	20.3	20.5	20.7	20.9
5	17.5	17.7	18.0	18.2	18.5	18.7	18.9	19.2	19.4	19.6	19.8	20.0	20.2

Females

	19.5	20.0	20.5	21.0	21.5	22.0	22.5	23.0	23.5	24.0	24.5	25.0	25.5
95	20.8	21.0	21.2	21.5	21.7	22.0	22.2	22.5	22.7	23.0	23.3	23.6	23.9
85	20.0	20.3	20.5	20.7	21.0	21.2	21.5	21.8	22.0	22.3	22.6	22.8	23.1
75	19.6	19.8	20.7	20.3	20.6	20.8	21.1	21.3	21.6	2.9	22.1	22.4	22.7
65	19.2	19.5	19.7	20.0	20.2	20.5	20.7	21.0	21.3	21.5	21.8	22.1	22.3
50	18.7	19.0	19.2	19.5	19.8	20.0	20.3	20.5	20.8	21.1	21.3	21.6	21.8
35	18.2	18.5	18.8	19.0	19.3	19.6	19.8	20.1	20.3	20.6	20.9	21.1	21.4
25	17.9	18.1	18.4	18.7	19.0	19.2	19.5	19.7	20.0	20.3	20.5	20.8	21.0
15	17.4	17.7	18.0	18.3	18.5	18.8	19.1	19.3	19.6	19.8	20.1	20.3	20.6
5	16.7	17.0	17.2	17.5	17.8	18.1	18.3	18.6	18.9	19.1	19.3	19.6	19.8

Quadro 3

B. Maxillary bicuspids and cuspids

Males

21/12 =	19.5	20.0	20.5	21.0	21.5	22.0	22.5	23.0	23.5	24.0	24.5	25.0	25.5
(%)													
95	21.2	21.4	21.6	21.9	22.1	22.3	22.6	22.8	23.1	23.4	23.6	23.9	24.1
85	20.6	20.9	21.1	21.3	21.6	21.8	22.1	22.3	22.6	22.8	23.1	23.3	23.6
75	20.3	20.5	20.8	21.0	21.3	21.5	21.8	22.0	22.3	22.5	22.8	23.0	23.3
65	20.0	20.3	20.5	20.8	21.0	21.3	21.5	21.8	22.0	22.3	22.5	22.8	23.0
50	19.7	19.9	20.2	20.4	20.7	20.9	21.2	21.5	21.7	22.0	22.2	22.5	22.7
35	19.3	19.5	19.9	20.1	20.4	20.6	20.9	21.1	21.4	21.6	21.9	22.1	22.4
25	19.1	19.3	19.6	19.9	20.1	20.4	20.6	20.9	21.1	21.4	21.6	21.9	22.1
15	18.8	19.0	19.3	19.6	19.8	20.1	20.3	20.6	20.8	21.1	21.3	21.6	21.8
5	18.2	18.5	18.8	19.0	19.3	19.6	19.8	20.1	20.3	20.6	20.8	21.0	21.3

Females

	19.5	20.0	20.5	21.0	21.5	22.0	22.5	23.0	23.5	24.0	24.5	25.0	25.5
95	21.4	21.6	21.7	21.8	21.9	22.0	22.2	22.3	22.5	22.6	22.8	22.9	23.1
85	20.8	20.9	21.0	21.1	21.3	21.4	21.5	21.7	21.8	22.0	22.1	22.3	22.4
75	20.4	20.5	20.6	20.8	20.9	21.0	21.2	21.3	21.5	21.6	21.8	21.9	22.1
65	20.1	20.2	20.3	20.5	20.6	20.7	20.9	21.0	21.2	21.3	21.4	21.6	21.7
50	19.6	19.3	19.9	20.1	20.2	20.3	20.5	20.6	20.8	20.9	21.0	21.2	21.3
35	19.2	19.4	19.5	19.7	19.8	19.9	20.1	20.2	20.4	20.5	20.6	20.8	20.9
25	18.9	19.1	19.2	19.4	19.5	19.6	19.8	19.9	20.1	20.2	20.3	20.5	20.6
15	18.5	18.7	18.8	19.0	19.1	19.3	19.4	19.6	19.7	19.8	20.0	20.1	20.2
5	17.8	18.0	18.2	18.3	18.5	18.6	18.8	18.9	19.1	19.2	19.3	19.4	19.5

PROCEDIMENTO NA ARCADA MAXILAR

O procedimento é semelhante ao da arcada inferior, com duas excepções:

1) É utilizado um gráfico de probabilidades diferente para prever a soma dos cúspides e pré-molares superiores e

2) Ao medir o espaço a ser ocupado pelos incisivos alinhados, deve ser tida em conta a correção do overjet. É necessário ter em conta que a largura dos incisivos inferiores é utilizada para prever a largura dos pré-molares e dos caninos superiores

> **Buwembo W et al.,** 2004 Avaliou a aplicabilidade do método de Moyer

> por uma meta-análise, & concluiu que o método de predição de Moyer pode ter variações populacionais.[28]

> **Durgekar e Naik,** 2008 Testaram a fiabilidade da análise da dentição mista de Moyers em crianças em idade escolar em Belgaum, Karnataka, Índia. Concluíram que as diferenças entre os valores previstos pelas tabelas de Moyers e os da presente investigação são o resultado da diversidade racial e étnica.[29]

A exatidão da equação de previsão deve ser testada numa amostra maior.

> **A análise de Ms rani** aplicou a tabela de probabilidades de moyers à população do sul da Índia. O nível de 35% foi mais aplicável do que 75%, como observado por moyers[30].

> **Análise básica de hosaic Al khdra** - desenvolveu uma fórmula de previsão padrão para as tabelas de probabilidade de moyer e descobriu que o nível de 35% era mais preciso do que o nível de probabilidade de 75% usado por moyers.[31]

A variação nos coeficientes de correlação de diferentes populações que utilizam o método de Moyer pode cair para qualquer lado. Isto implica que o método de previsão de Moyer pode ter variações na população. Para se ter a certeza da exatidão da utilização do método de Moyer, talvez seja mais seguro desenvolver tabelas de previsão para populações específicas. Assim, o método de Moyer não pode ser aplicado universalmente sem questionamentos.[32]

Vantagens

(1) Tem um erro sistemático mínimo e a gama de tais erros é conhecida

(2) Pode ser efectuada com igual fiabilidade por principiantes e peritos, não pressupondo um juízo clínico sofisticado

(3) Não consome muito tempo

(4) Não requer equipamento especial ou projecções radiográficas

(5) Embora seja melhor realizado em moldes dentários, pode ser efectuado com razoável precisão na boca

(6) Pode ser utilizado em ambas as arcadas dentárias.

Desvantagens

➢ Trata-se de uma análise de probabilidade, [33] não tem em conta a inclinação dos incisivos para lingual ou vestibular e que os tamanhos dos dentes maxilares são previstos pelos tamanhos dos dentes mandibulares.

➢ Outras limitações desta análise prendem-se com o facto de Moyers nunca ter esclarecido qual a população em que esta análise foi feita inicialmente. Por conseguinte, esta análise não pode ser verdadeiramente aplicada a diferentes populações. [34]

ANÁLISE DE TANAKA E JOHNSTON

Tanaka e Johnston (1974) desenvolveram uma equação de probabilidade para prever a largura mesiodistal de caninos e pré-molares não irrompidos, utilizando a soma da largura de quatro incisivos mandibulares. Este método também tem sido amplamente utilizado com uma precisão aceitável para ambas as arcadas dentárias e em ambos os sexos[35].

Diferenças raciais e étnicas no tamanho dos dentes A literatura mostra que o tamanho dos dentes varia entre diferentes grupos raciais e étnicos. Esta variação no tamanho dos dentes está relacionada com factores genéticos, epigenéticos e ambientais. Como a equação e as tabelas de predição de Moyer e Tanaka e Johnston foram desenvolvidas para crianças caucasianas norte-americanas. Assim, a sua aplicabilidade em populações de outras origens raciais e étnicas tem sido estudada e posta em dúvida por muitos investigadores[36].

A técnica de análise de espaço de Tanaka Johnston é considerada por muitos autores como a mais útil clinicamente de todas as outras técnicas de análise, porque não requer radiografias ou tabelas para prever o tamanho dos dentes não irrompidos.

Na fórmula de predição de Tanaka e Johnston, as somas das larguras mesio-distais dos quatro incisivos mandibulares estão correlacionadas com a soma dos diâmetros mesio-distais dos caninos e pré-molares mandibulares e maxilares de ambas as arcadas separadamente.

A equação de regressão de Tanaka e Johnston é a seguinte

Y= 10,5 + 0,5 (X) (segmento canino-premolar mandibular)

Y= 11,0 + 0,5 (X) (segmento canino-premolar do maxilar)

Y= A estimativa da soma das larguras mesio-distais dos caninos e pré-molares não irrompidos do lado direito ou esquerdo.

X=soma das larguras mesio-distais dos quatro incisivos mandibulares.

Equações de regressão linear; Y = a + bX foram usadas para calcular a equação da soma dos caninos e pré-molares superiores e inferiores com base na soma dos incisivos inferiores, onde 'Y' representa a largura mesio-distal combinada prevista dos caninos e pré-molares (variável dependente), e 'X' representa a largura mesio-distal medida dos incisivos inferiores (variável independente). Os valores 'a' e 'b' são constantes.[37]

> **Das gupta e zahir** 2012 Compararam a análise da dentição mista de Tanaka-Johnston e Moyers na população bengali e concluíram que tanto a análise da arcada dentária mista de Moyer como a de Tanaka-Johnston são aplicáveis à população bengali

mas com poucas alterações na sua equação de regressão. [38]

> **Ahilwalia p et al** 2010 Avaliaram a aplicabilidade do método Tanaka-Johnston na população do Norte da Índia. Concluíram que

- A análise da dentição mista de Tanaka Johnston previu em excesso a dimensão M-D dos PMs e caninos não irrompidos, tanto em indivíduos do sexo masculino como do sexo feminino.

- As dimensões dos dentes mostram dimorfismo sexual, com os machos a terem dimensões dentárias M-D maiores do que as fêmeas[39].

Combinação do grupo de dentes utilizado como preditor

Foram utilizadas diferentes combinações de dentes como preditores para a estimativa do tamanho dos caninos e pré-molares não irrompidos na análise espacial da dentição mista.

- **Soma dos quatro incisivos mandibulares:** A soma da largura mesiodistal dos quatro incisivos mandibulares tem sido a mais utilizada por muitos investigadores para desenvolver uma equação de regressão para prever com exatidão o tamanho dos caninos e pré-molares não irrompidos específicos da sua própria população.

Outras combinações de grupo de dentes utilizadas como preditor

- Para além dos incisivos mandibulares, combinações de outros dentes permanentes erupcionados (por exemplo, primeiro molar mandibular, primeiro molar maxilar e incisivos maxilares) também têm sido utilizadas por alguns investigadores para prever com precisão o tamanho dos caninos e pré-molares não erupcionados.

- **Fonseca (1961)** introduziu pela primeira vez uma combinação adicional de dentes (soma do primeiro molar superior e dos quatro incisivos permanentes superiores) para desenvolver uma equação de regressão múltipla. Estudos recentes relataram que a soma da largura mesiodistal dos incisivos permanentes mandibulares não é o melhor preditor para estimar a largura mesiodistal dos caninos e pré-molares permanentes não irrompidos, por isso outros dentes, juntamente com os incisivos, também foram avaliados para prever a largura mesiodistal dos caninos e pré-molares não irrompidos[40].

- A soma da largura mesiodistal dos incisivos inferiores permanentes e do primeiro molar inferior tem sido utilizada como preditor na população brasileira.

- A soma da largura mesiodistal do incisivo central maxilar e do primeiro molar inferior é o melhor preditor para estimar a largura mesiodistal dos caninos e pré-molares permanentes na população espanhola e egípcia.

- **Bernabe E, Flores Mir-C (2005)** relataram que a soma do incisivo central maxilar e mandibular e do 1º molar superior é o preditor mais preciso para estimar a largura mesiodistal de caninos e pré-molares não irrompidos na população do Peru.

- A soma da largura mesiodistal do primeiro molar superior e dos incisivos inferiores é considerada o melhor preditor para estimar a largura mesiodistal dos caninos e pré-molares não irrompidos pela maioria dos investigadores na população síria, croata e italiana [41].

- **Nourallah (2001)** desenvolveu uma equação e uma tabela de previsão mais precisas na população síria com base na soma da largura mesiodistal do primeiro molar superior e dos incisivos centrais inferiores para prever o tamanho do canino e do pré-molar não irrompidos[42].

- **Legovic et al (2003)** desenvolveram uma equação de regressão baseada na largura mesiodistal e vestibulolingual dos incisivos permanentes e do primeiro molar superior para estimar o tamanho dos caninos e pré-molares não irrompidos numa amostra populacional da Croácia.

. **Cattaneo C et al (2010)** estudaram a combinação de grupos de dentes para prever o tamanho de caninos e pré-molares não irrompidos com os grupos de dentes mais comuns, incluindo quatro incisivos mandibulares; incisivos mandibulares e primeiro molar mandibular; incisivos mandibulares e primeiro molar maxilar e concluíram que a soma de quatro incisivos mandibulares e do primeiro molar maxilar é o melhor fator de previsão para estimar a largura mesiodistal de caninos e pré-molares permanentes não irrompidos numa amostra italiana[35].

Vantagens

- Precisão razoavelmente boa.
- Não são necessárias radiografias nem quadros de referência.

- Método simples, fácil e prático

- Relativamente não invasivo, aplicável a ambas as arcadas dentárias e géneros.

Desvantagens

- Tende a prever em excesso a largura dos dentes permanentes não erupcionados
  para crianças de origem europeia do noroeste

- Para as crianças que não são originárias da Europa do Noroeste, é difícil saber se
  a técnica sobre ou subestima a largura real dos dentes não irrompidos

ANÁLISE DE HIXON E DO VELHO PAI

COMBINAÇÃO DE MÉTODOS RADIOGRÁFICOS E DE TABELAS DE PREVISÃO

Em 1958, Hixon e Old father foram os primeiros a publicar um método de predição das larguras mesiodistais dos caninos e pré-molares inferiores em pacientes com dentição mista. Eles basearam seu método de predição em medidas tomadas de participantes do Iowa Facial Growth Study [48].

Foi recolhida uma amostra de 41 crianças, 15 do sexo masculino e 26 do sexo feminino, do Estudo de Crescimento Facial da Universidade Estatal de Iowa.

A variável preditora ou independente, como desenvolvida por Hixon e seu pai, consistia na soma da largura do molde do incisivo central e lateral da mandíbula e da largura da radiografia periapical de cone longo do primeiro e segundo pré-molares não irrompidos em cada lado da arcada inferior.

- A variável dependente para cada lado da arcada foi a soma do canino, do 1º primeiro
  pré-molar e do 2º segundo pré-molar, medida num molde de gesso.

- As medições não são efectuadas quando um dente tinha uma restauração da
  superfície proximal, estava distorcido, não estava totalmente erupcionado ou não

era adequado para medição.

- A largura mesiodistal da coroa dos caninos e pré-molares permanentes da mandíbula foi medida numa radiografia periapical efectuada com uma técnica de cone longo.

- As medições foram efectuadas apenas em dentes não irrompidos que eram claramente visíveis, sem distorção e não rodados.

- A média da predição de Hixon e Old Father foi significativamente menor (p<0,01) do que a média da largura real dos caninos e pré-molares em 0,154mm Moyers concluiu que o método de Hixon e Old Father sistematicamente não previu o tamanho dos dentes.

> **Kaplan, Smith e Kanarek**, num estudo com 104 crianças (cinquenta e uma do sexo feminino e cinquenta e três do sexo masculino), verificaram que a média das previsões de Hixon e Old father era significativamente menor do que a média das larguras reais dos caninos e pré-molares em 0,154 mm. num dos lados da arcada.[49]

> **Gardner**, num estudo com quarenta e um pacientes ortodônticos (dezassete do sexo feminino e vinte e quatro do sexo masculino), verificou que as previsões de Hixon e Old father eram menores do que as larguras reais dos caninos e pré-molares.[50]

> **Staley e Kerber (1980)**, num estudo posterior com sujeitos do Iowa Facial Growth Study, reduziram significativamente o erro padrão de estimativa quando geraram uma equação de previsão paterna revista de Hixon e Old.[51]

O coeficiente de correlação (r) da equação revisada foi maior do que o da equação original. A equação original foi derivada principalmente das medições dos dentes do lado esquerdo da arcada de cada sujeito, enquanto a equação revista foi derivada das medições efectuadas nos dentes dos lados direito e esquerdo de cada sujeito.

Tabela-4 : Tabela de previsão do pai idoso de Hixon

Variable	Original Equation N=76	Revised Equation N=57
Mean difference(mm)	-0.40	-0.06
Mean absolute error(mm)	0.60	0.30
Standard error of estimate(mm)	0.57	0.44
Correlation coefficient(r)	0.87	0.92

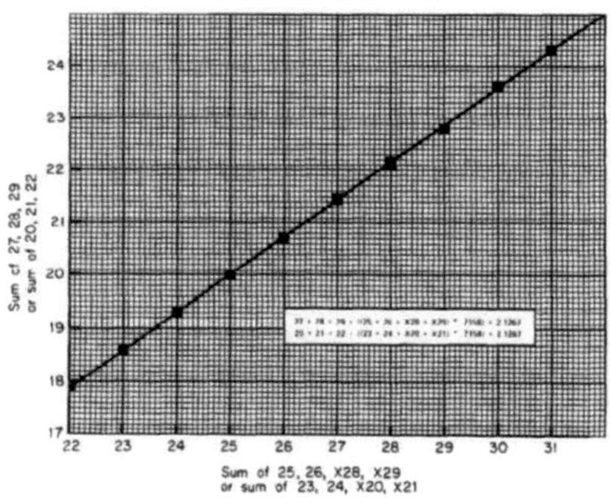

Figura 19: Gráfico revisto de Staley e Kerber

Os registos necessários para efetuar a previsão incluem

- Molde da arcada inferior e

- Radiografias periapicais de pré-molares inferiores não irrompidos tiradas com a técnica de paralelismo de cone ou ângulo reto.

A adição do erro padrão da estimativa à soma prevista produziria uma soma prevista de larguras no oitenta e quatro percentil. Isso garantiria que a soma prevista das larguras dos caninos e pré-molares é tão grande ou maior do que a soma verdadeira em 84% de todos os pacientes possíveis.

Passos para prever o tamanho do dente

1. Medir as larguras mesiodistais dos incisivos centrais e laterais inferiores direitos no molde de estudo.

2. Medir as larguras do primeiro e segundo pré-molares inferiores direitos numa película periapical.

3. Considerar a soma destas larguras no gráfico de previsão para determinar as larguras previstas combinadas do canino inferior direito e dos pré-molares.

4. Acrescentar um erro padrão da estimativa à soma prevista como segurança contra a previsão insuficiente do tamanho real dos dentes.

Utilizar o mesmo procedimento com os dentes do lado esquerdo da arcada para prever a largura dos caninos e pré-molares inferiores esquerdos.

Desvantagens

- Subprevisão da largura do dente
- As medições não podem ser efectuadas se o dente tiver uma restauração proximal ou não estiver completamente erupcionado

HUCKABA ANÁLISE

Huckaba (1964) desenvolveu um método para superar o efeito das distorções radiográficas na mensuração da largura dos caninos e pré-molares permanentes, utilizando uma equação que relaciona as medidas dos dentes irrompidos com suas imagens radiográficas para obter as dimensões proporcionais dos dentes não irrompidos[52]

- Utilizou tanto modelos de estudo como radiografias para determinar a largura do dente não irrompido.
- Para compensar a ampliação das imagens radiográficas, medir um objeto que pode ser visto tanto na radiografia como no molde, como um dente molar primário.
- A exatidão deste método para determinar a largura do dente não irrompido é razoável a boa, dependendo da qualidade da radiografia e da sua posição na arcada.
- Esta técnica pode ser utilizada nas arcadas maxilar e mandibular em todos os grupos étnicos.
- A relação propocional simples pode então ser estabelecida da seguinte forma;[61]

$$\frac{\text{Actual width of primary molar }(X_1)}{\text{Apparent width of primary molar}(X_2)} =$$

$$\frac{\text{Actual width of unerupted premolar}(Y_1)}{\text{Apparent width of unerupted premolar}(Y_2)}$$

$$Y_1 = \frac{X_1+Y_2}{X_2}$$

ANÁLISE DE FINANÇAS

Na dentição mista, como demonstrado por Hays Nance ao verificar as potencialidades da estrutura da mandíbula para acomodar o conjunto completo de dentes em alinhamento. Se se verificar que é muito deficiente, os primeiros pré-molares podem ser extraídos antes de a dentição secundária estar completa, para permitir uma erupção mais favorável das cúspides. A única mecânica necessária nesta fase é um mecanismo simples para preservar o comprimento da arcada.

Quando a deficiência é de apenas alguns milímetros, é geralmente uma boa prática extrair os segundos pré-molares. É frequente encontrarmos primeiros pré-molares superiores grandes e primeiros pré-molares inferiores pequenos acompanhados de segundos pré-molares superiores pequenos e segundos pré-molares inferiores grandes. Deve ser planeado de modo a que os restantes dentes funcionem numa boa relação de plano inclinado. Se a soma dos diâmetros dos incisivos laterais inferiores for maior do que a dos incisivos laterais superiores, pode ser indicada a extração de um incisivo central inferior.

Ao avaliar a estrutura óssea disponível para acomodar a dentição permanente, é necessário efetuar determinados cálculos na dentição mista.

Este método, segundo o modelo de Nance, é utilizado como base para um cálculo que tem em conta o grau de rotação ou deslocação dos dentes anteriores inferiores, de modo a que possa ser feito um levantamento completo e uma determinação exacta da quantidade de espaço disponível e necessário em toda a arcada dentária inferior. O mesmo cálculo é aplicado às dentições secundárias que podem ou não exigir a remoção de unidades dentárias no tratamento.

Método :

Um fio de latão 0,012 é adaptado ao modelo de dentição mista inferior, de modo a que uma extremidade encaixe no ângulo da linha mesiovestibular do primeiro molar permanente inferior esquerdo, perto da crista marginal. Em seguida, o fio passa sobre as cúspides vestibulares dos molares decíduos, através dos seus maiores diâmetros, sobre a posição cúspide normal das cúspides, depois sobre os dentes anteriores no centro da crista, onde normalmente se encontram os bordos incisais dos dentes anteriores inferiores, e depois faz o mesmo percurso no lado oposto, terminando no ângulo da linha mesiovestibular do primeiro molar permanente inferior direito. O fio é cortado neste ponto, medido e registado.

- O tamanho estimado dos dois pré-molares e do canino é designado por X;

- O comprimento do fio, dimensão linear, L.D.

- À soma dos dentes anteriores inferiores chamaremos L.A.

Agora temos uma fórmula viável:

$$\text{L.A.} + 2X + 3.4 = \text{L.D}$$

O + 3,4 aplica-se ao inevitável desvio mesial (aproximadamente 1,7 mm) dos primeiros molares permanentes de cada lado, após a esfoliação dos molares decíduos. A Figura 23 ilustra uma calculadora clínica que foi concebida para permitir que o operador tenha um instrumento prontamente acessível para fazer esta determinação.

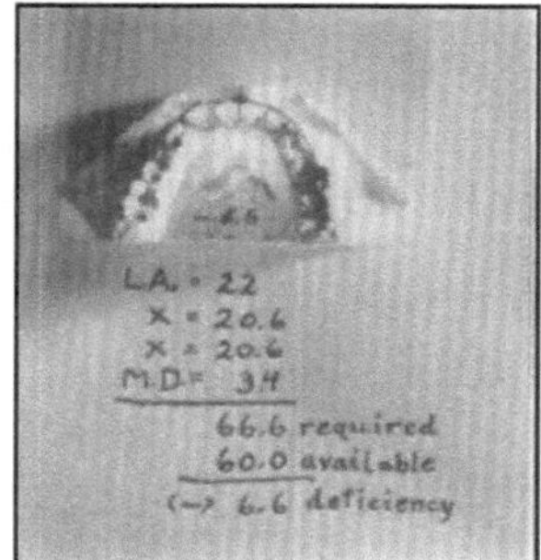
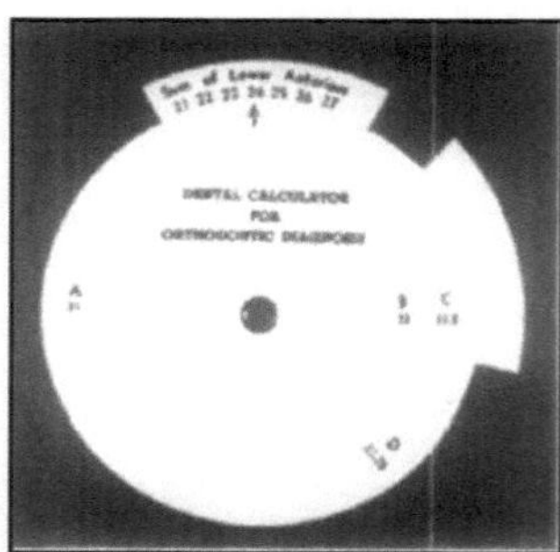

Figura 20 (a &b) Calculadora dentária

A calculadora clínica determina rapidamente

Janela D = tamanho das cúspides e pré-molares não irrompidos

As janelas A, B e C expressam a soma dos diâmetros dos dentes anteriores superiores na sua variação de grande, médio e pequeno. (figura23)

Para tomar a decisão de extrair ou não extrair, devemos primeiro determinar o grau de discrepância entre o osso e a estrutura dentária. Se a deficiência da dimensão linear for de -2,5 mm ou menos, existe alguma possibilidade de que um tratamento para manter os espaços possa ser útil para preservar o alinhamento e proporcionar um desvio ósseo alveolar vestibular e labial suficiente para compensar a deficiência sem prejudicar a estética ou enfraquecer as estruturas de suporte. Se for maior que 2,5 mm, o tratamento na dentição mista para preservar o complemento total não está indicado e a estrutura dentária terá que ser reduzida após a erupção dos pré-molares[53].

ANÁLISE DO ESPAÇO TOTAL

• Esta análise foi desenvolvida por Levenn Merrifield.

• Aqui, a arcada inferior é dividida em três áreas - anterior, média e posterior - para analisar o espaço necessário na arcada inferior.

• As medições dos modelos de estudo e dos cefalogramas são utilizadas nesta análise. Esta discrepância para cada área tem de ser calculada e o valor resultante é somado para obter a discrepância do arco.

Área anterior Espaço necessário

• Medir a largura dos incisivos inferiores no molde e a largura das cúspides a partir das radiografias.

• A correção cefalométrica para o posicionamento dos incisivos é calculada de acordo com o método de Tweed, sendo considerado o TMIA em vez do IMPA (mandibular incisor planeangle) de Tweed.

• Os incisivos são reposicionados e a diferença entre o TMIA atual e o proposto é determinada. A diferença de angulação é multiplicada por 0,8 para obter a diferença em mm.

Modificação dos tecidos moles

• A espessura do lábio superior é medida a partir do bordo vermelhão do lábio superior até à maior curvatura da superfície labial dos incisivos centrais.

• A espessura total do queixo é medida desde o tecido mole do queixo até à linha do NB.

• Se a espessura do lábio for superior à espessura do queixo, a diferença é determinada e multiplicada por 2 e adicionada ao espaço necessário.

- Se for inferior ou igual à espessura do queixo, não é necessária qualquer modificação dos tecidos moles

- Medir o ângulo 'Z' de Merrifield (Figura 24) e adicionar-lhe a correção cefalométrica.

- Se o ângulo "Z" corrigido for superior a 80 graus, a angulação do incisivo mandibular foi modificada conforme necessário (até ao IMPA de aproximadamente 92 graus).

- Se o ângulo corrigido for inferior a 75 graus, é necessária uma verticalização adicional do incisivo mandibular.

Espaço disponível: Medir o espaço disponível utilizando um fio de latão a partir do ângulo da linha mesiovestibular do primeiro molar primário de um lado para o outro.

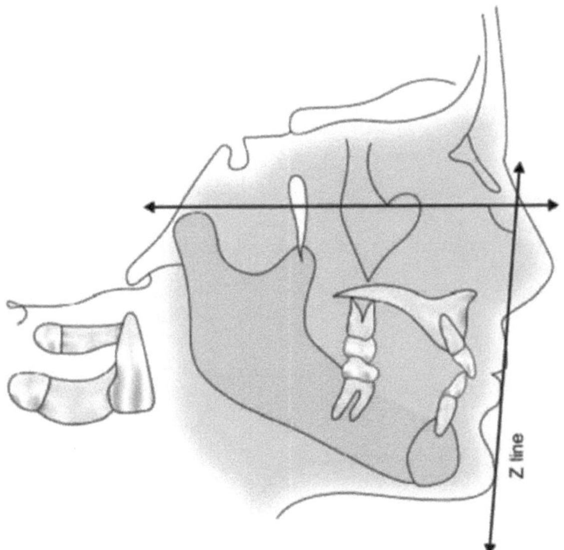

Figura 21: Ângulo Z do campo de merri

Área intermédia Espaço necessário

- Medir a largura dos primeiros molares permanentes no molde e medir a largura do pré-molar não irrompido a partir das radiografias

- Curva de oclusão: Um objeto plano é colocado na superfície oclusal dos dentes mandibulares, em contacto com os incisivos e os primeiros molares permanentes. O ponto mais profundo entre esta superfície plana e a superfície oclusal dos molares decíduos foi medido em ambos os lados.

Esta fórmula é aplicada para conhecer o espaço necessário para nivelar a curva de oclusão.

$$= \frac{\text{Depth on right side} + \text{depth of left side} + 0.5\ mm}{2}$$

Espaço disponível: É medido com um fio de latão desde o ângulo da linha mesiovestibular do 1º molar primário até ao ângulo da linha distovestibular do 1º molar permanente de cada lado

Área posterior Espaço necessário

A largura MD dos 2º e 3º molares é obtida a partir das radiografias, uma vez que podem não estar irrompidos.

Se estes molares não forem visíveis nas radiografias, é utilizado o método de Wheeler para o cálculo,

i.e.

$$X = \frac{Y - X^1}{Y^1}$$

X   - Valor estimado do 3º molar no paciente individual.

Y - Tamanho real do 1º molar inferior permanente.

XI   - Valor de Wheeler do 3º molar.

Y^1 - Valor de Wheeler de 1 st molar.

Espaço disponível: A quantidade de espaço disponível consistia no espaço atualmente disponível nos moldes e no aumento previsto.

INFERÊNCIA

- **Espaço atualmente disponível:** Foi obtido medindo a distância no plano oclusal tangente à superfície distal dos primeiros molares permanentes até ao bordo anterior do ramo num cefalograma lateral.

- **Estimativa de aumento ou previsão**: O aumento estimado é de 3 mm por ano, ou seja, 1,5 mm de cada lado até aos 14 anos de idade nas raparigas e 16 anos de idade nos rapazes. A idade do doente é subtraída de 14 ou 16 anos, consoante o sexo do doente, e multiplicada por 3 para obter o aumento estimado.

- **Défice/discrepância de espaço total:** O défice de espaço total é obtido através da comparação entre o espaço necessário e o espaço disponível nas zonas anterior, média e posterior. Assim, esta análise indica-nos exatamente onde está presente a discrepância, ou seja, nas zonas anterior, média ou posterior. [54]

ANÁLISE DE SEMENTES

Os valores do espaço necessário e do espaço disponível são obtidos por análise de modelos. A avaliação das relações entre as inclinações axiais dos incisivos inferiores e o osso basal foi efectuada através de um traçado dos cefalogramas laterais. A quantidade de protrusão ou retrusão alvéolo-dentária foi avaliada e incorporada na análise da dentição mista.

A investigação da Fundação Tweed estabeleceu as seguintes relações:
- ➤ Quando o FMA está entre 21° e 29°, o FMIA deve ser de 68°.

- ➤ Quando o FMA é de 30° ou superior, o FMIA deve ser de 65°.

- ➤ Quando o FMA é igual ou inferior a 20°, o IMPA não deve exceder 90°.

- Se para um FMA específico (30°) o FMIA (49°) não correspondia, uma linha objetiva foi traçada para formar o FMIA necessário (65°). Depois, a distância entre esta linha objetiva e a linha que passava pela inclinação axial real dos incisivos mandibulares foi medida no plano oclusal com paquímetros pontiagudos com uma precisão de 0,1 mm (6 mm).

- • Este valor foi multiplicado por 2 para incluir os lados direito e esquerdo (12 mm).

- • O total foi a correção cefalométrica, que foi depois adicionada à diferença entre o espaço necessário e o espaço disponível para obter a discrepância total.[55]

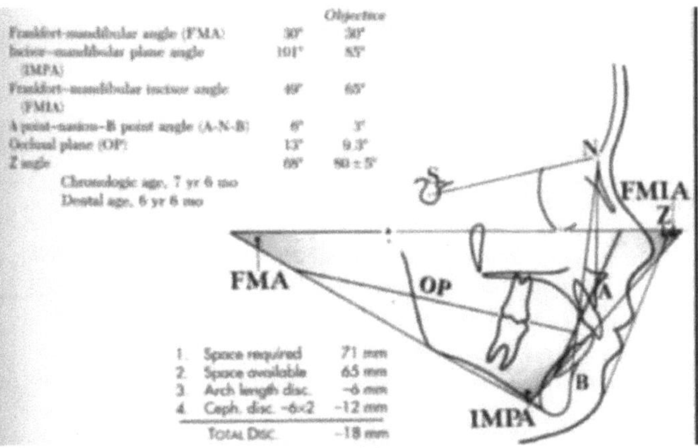

Figura 22: Análise Tweeds

Outras análises

ANÁLISE DE BALLARD E WYLIE[56]

Uma vez que os primeiros molares permanentes mandibulares estão completamente erupcionados na altura em que os quatro incisivos estão disponíveis para medição, os primeiros molares permanentes também podem ser medidos num caso de dentição mista.

É concebível que, quando a medição dos primeiros molares permanentes é combinada com a soma dos incisivos mandibulares para fins preditivos, um valor mais preciso para os três dentes não irrompidos seria obtido.

A soma dos quatro incisivos mandibulares permanentes foi determinada para cada indivíduo, assim como a soma do canino, primeiro pré-molar e segundo pré-molar de um lado. Caso fosse encontrada uma discrepância na largura mesiodistal entre caninos ou pré-molares direito e esquerdo, era feita uma média para o dente em questão.

- A soma média dos quatro incisivos permanentes inferiores foi de 23,84 ± 0,08 milímetros.
- A soma média do canino, primeiro pré-molar e segundo pré-molar de um lado foi de 21,97 ± 0,06 milímetros.
- A largura média dos primeiros molares permanentes inferiores foi de 11,20 ± 0,03 milímetros.

Para testar este facto, foram determinados dois outros coeficientes de correlação. O coeficiente de correlação entre a soma dos quatro incisivos inferiores e a soma do canino, do primeiro pré-molar e do segundo pré-molar de um lado foi de +0,64.

O coeficiente de correlação entre a largura mesiodistal do primeiro molar permanente inferior e a soma dos quatro incisivos inferiores foi de +0,47.

Estes valores foram depois trabalhados numa fórmula de previsão, como se segue:

$$X = 5,52 + 0,431Y + 0,552Z$$

em que X = soma dos caninos e pré-molares de um lado

Y= a soma dos quatro incisivos inferiores

Z = largura mesiodistal de um primeiro molar inferior.

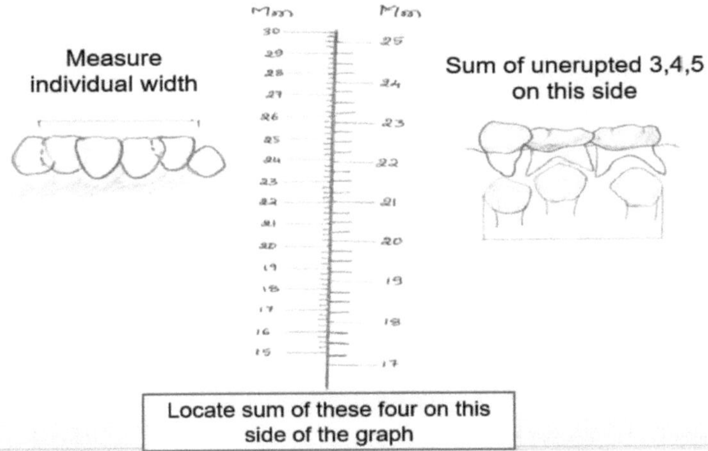

Figura 23: Análise de Ballard e Wylie

ANÁLISE RADIOGRÁFICA/ ANÁLISE DE RALPH L. BULL, 1959 [57]

- Duas radiografias periapicais de 8 e 16 polegadas.

- Utilizando divisores de ponta fina, os molares decíduos erupcionados são medidos em moldes.

- Uma fórmula matemática utilizada

$$Y = d \times c / 2d - c$$

Y - dimensão m-d do dente a ser estimado

d - dimensão m-d do dente na IOPA a 8 polegadas

c - dimensão m-d do dente na IOPA @16 polegadas

ANÁLISE DA LARGURA DO INCISOR INTERLATERAL [58] (Motokawa Ozaki, Soejina Yoshida, 1987)

- Um método de análise da dentição mista na mandíbula.

- A medida entre as superfícies distais dos incisivos laterais permanentes mandibulares é aproximadamente igual à das larguras combinadas do canino permanente mandibular e dos 1st e 2nd PMs.

PREVISÃO DA UNIVERSIDADE DE BOSTON (GIANELLY AA, 1997)[59]

Com base na adição de -

a soma da largura dos caninos decíduos da mandíbula + duas vezes a largura dos 1[primeiro] molares decíduos.

- Pode ser utilizado quando os caninos decíduos e o 1º [primeiro] molar ainda estão presentes.

- Dependendo da fase de desenvolvimento dentário, ou seja, se estavam presentes dentes decíduos ou permanentes, a abordagem de Tanaka & Johnston pode ser utilizada quando os quatro incisivos permanentes mandibulares estão completamente erupcionados, enquanto a abordagem da Universidade de Boston pode ser utilizada quando todos os caninos decíduos e o 1º molar ainda estão presentes[60]

ANÁLISE DA DENTIÇÃO MISTA EM ASIÁTICO-AMERICANOS LEE CHAN, CHWA JACOBSON, 1998

O método de previsão mais comummente utilizado, o de Tanaka-Johnston, baseia-se em dados de uma amostra de crianças de ascendência do Norte da Europa. A exatidão deste método quando aplicado a uma população étnica diferente é questionável.

Foram estudados 201 moldes de gesso dentário de indivíduos *asiático-americanos* (com menos de 21 anos). As medições reais foram comparadas com os valores de previsão derivados das equações de Tanaka e Johnston e foram encontradas diferenças significativas.[61]

- Os dados ilustram as limitações do método de Tanaka e Johnston quando aplicado a uma amostra de população de ascendência não europeia.

- A partir destes dados, foram desenvolvidas duas equações de regressão linear para a previsão do tamanho dos dentes em crianças asiático-americanas.

Especificamente, foram derivadas e simplificadas diferentes equações de regressão para a previsão do tamanho dos caninos e pré-molares maxilares e mandibulares numa população asiático-americana:

- **Maxillary : Y = 8.2 + 0.6 (X)** $\{Y = 11.0 + 0.5\,(X)\}$
- **Mandibular: Y = 7.5 + 0.6 (X)** $\{Y = 10.5 + 0.5\,(X)\}$
  X = Larguras mesiodistais dos quatro incisivos mandibulares em mm.

  Y = Largura mesiodistal do canino e PMs/quadrante em mm.

- Surge um problema quando se considera o espaço deixado para os ajustamentos dos molares.

- Se o valor no gráfico for negativo, ou seja, se os tamanhos previstos dos dentes cúspides e bicúspides forem maiores do que o espaço disponível após o alinhamento dos incisivos, então ocorrerá apinhamento na arcada mesmo sem qualquer ajuste dos molares anteriores.

D Quando os dentes molares permanentes do 1º primeiro estão numa relação de extremo a extremo, são necessários aproximadamente 3,5 mm de espaço para converter a oclusão numa relação molar de classe I.

D Estes 3,5 mm podem ser adquiridos sem intervenção ortodôntica de qualquer uma das três formas:

1. Deslocamento mesial tardio do molar permanente [Γ(t) mandibular] 3,5mm maior do que o do primeiro molar permanente maxilar;

2. Pelo menos 3,5 mm mais de crescimento para a frente da mandíbula do que da maxila;

3. Uma combinação de ajustamento dentário e crescimento esquelético diferencial.

4. Muitas vezes, na dentição mista, existe de facto um plano oclusal plano, mas muitas vezes a curva de spee é exagerada ou complicada.

BERNABÉ E FLORES-MIR METHO D [62]

Poucos estudos recentes relataram que apenas a largura mesiodistal do incisivo permanente inferior não é o melhor preditor. Recentes avanços em softwares estatísticos permitiram cálculos complexos de modelos de regressão múltipla que poderiam avaliar simultaneamente diversas variáveis explicativas. Bernabé e Floris-Mir desenvolveram uma equação de regressão múltipla utilizando a soma dos incisivos centrais inferiores e superiores mais as larguras do primeiro molar superior, e o sexo como variável adicional. Encontraram o maior valor preditivo (coeficiente de determinação de 60%) para as larguras mesiodistais dos caninos e pré-molares.

No método de Bernabé e Flores-Mir, as larguras mesiodistais dos caninos e pré-molares permanentes foram estimadas pela seguinte equação de regressão

$$Y= 3,763 \text{ x } X0 + 1,057 \text{ x } X1+ 0,366 \text{ x } X2$$

Onde

XO é a soma dos incisivos centrais permanentes superiores e inferiores
mais as larguras dos primeiros molares permanentes superiores

X1 é 0 para a mandíbula e 1 para a maxila

X2 é 0 para o sexo feminino e 1 para o sexo masculino.

Os resultados foram baseados apenas no arco mandibular e representam a média dos
lados direito e esquerdo.

Revisão da literatura

1. Shelly Jain et al, em 2018, analisaram um estudo para conhecer o trabalho da vida de Charles Tweed, que remonta à história, filosofia e técnica do aparelho Standard edgewise. Este evoluiu como a primeira especialidade do aparelho ortodôntico fixo, e tornou possível mover os dentes nos três planos do espaço com um fio retangular. A técnica do edgewise standard foi a base a partir da qual todos os aparelhos ortodônticos fixos foram fabricados. Angle foi determinado a usá-lo para corrigir más oclusões, preservando "o complemento total dos dentes", através de 42 anos de desenvolvimento e aperfeiçoamento. O aparelho edgewise resistiu ao teste do tempo e pode ser usado por muitas outras gerações.

2. Janka Kochel et al, em 2017, realizaram um estudo para desenvolver um sistema tridimensional fiável

(3D) dos tecidos moles faciais para determinar os valores médios verticais 3D e definir a relação entre os parâmetros esqueléticos verticais e os parâmetros dos tecidos moles 3D registados digitalmente em 100 pacientes adultos. Os resultados mostraram que foram definidos com sucesso valores médios 3D reprodutíveis para os parâmetros 3D dos tecidos moles, demonstrando correlações altamente significativas entre as medições verticais 3D dos tecidos moles e as medições cefalométricas. 89,8% dos pacientes puderam ser corretamente atribuídos a uma morfologia craniofacial vertical ou horizontal de acordo com os valores dos tecidos moles 3D. Concluiu que a análise dos tecidos moles 3D fornece informações sobre os parâmetros esqueléticos verticais, permitindo a avaliação da morfologia craniofacial vertical.

3. kamalshikha bheti et.al em 2016 avaliaram a aplicabilidade da análise espacial da dentição mista de Moyer na comunidade Marwari de Rajasthan, Índia. A dimensão mesiodistal dos incisivos mandibulares permanentes, dos caninos maxilares e mandibulares e dos pré-molares de ambos os lados foi medida e calculada a média em 200 adolescentes (100 homens e 100 mulheres) da população Marwari do Rajastão, utilizando um paquímetro digital Vernier. Os resultados mostraram que o gráfico de previsão de Moyer não era comparável ao grupo populacional estudado. O coeficiente de correlação e o coeficiente de determinação no nosso estudo foram de 0,57 e 0,25, respetivamente. A largura mesiodistal de

O valor de Moyer foi menor no sexo feminino do que no masculino, tanto para caninos quanto para pré-molares (P = 0,471 e P = 0,0001, respetivamente). Concluiu que houve diferença estatística significativa entre os valores do presente estudo e a previsão de Moyer.

4. Varun Dua et al (2014) efectuaram um estudo para avaliar a aplicabilidade do método de Tanaka e Johnston para prever as dimensões mesiodistais dos caninos e pré-molares em modelos de estudo de 200 crianças de Panchkula, Haryana. Os modelos foram analisados para verificar a aplicabilidade do método de Tanaka e Johnston na análise da dentição mista. Foram encontradas diferenças entre as médias das dimensões reais dos caninos e pré-molares e os valores derivados da equação de regressão de Tanaka e Johnston através do teste t de Student, pelo que foi formulada uma nova equação. Ele concluiu que as diferenças de tamanho dos dentes entre as raças são uma variável importante que deve ser considerada antes da formulação da equação de previsão.

5. Narender Hasija et al, em 2014, realizaram um estudo para determinar qualquer diferença na discrepância do tamanho do dente no rácio anterior e global em diferentes más oclusões e compararam com o estudo de Bolton em 100 doentes, tendo sido efectuada a análise de Bolton. Os resultados foram comparados com as médias e os desvios-padrão de Bolton. Os resultados mostraram que a média e os desvios-padrão dos casos de oclusão ideal são comparáveis aos de Bolton, mas, quando a média e o desvio-padrão dos grupos de má oclusão são comparados com os de Bolton, os valores do desvio-padrão são mais elevados, embora a média seja comparável.

6. Narender Hasija et al, em 2014, realizaram um estudo para determinar qualquer diferença na discrepância do tamanho do dente no rácio anterior e global em diferentes más oclusões e comparar com o estudo de Bolton. Depois de medir os dentes de todos os 100 pacientes, foi efectuada a análise de Bolton. Os resultados mostraram que a média e os desvios-padrão dos casos de oclusão ideal são comparáveis com os de Bolton, mas, quando a média e o desvio-padrão dos grupos de má oclusão são comparados com os de Bolton, os valores de desvio-padrão são mais elevados, embora a média seja comparável.

7. Sidra Butt et al, em 2014, relataram que os incisivos mandibulares não são os melhores preditores e que a soma dos incisivos mandibulares e dos 1os molares superiores é um preditor ainda mais preciso para a estimativa do tamanho dos dentes não irrompidos. Na população paquistanesa, a combinação dos incisivos inferiores e do 1º molar superior não tem sido utilizada. Concluiu que deve ser realizado um estudo para estimar qual combinação de grupo de dentes é mais precisa para a estimativa do tamanho de caninos e pré-molares não irrompidos na população local.

8. Fernando Lima Martinelli et al (2005) realizaram um estudo para determinar equações de regressão linear para estimar as larguras de caninos e pré-molares permanentes inferiores não irrompidos, utilizando medidas obtidas em telerradiografias oblíquas de 45 graus em 30 pacientes brancos caucasianos. Os registos de cada paciente incluíam uma telerradiografia oblíqua de 45 graus (lado esquerdo) no período da dentição mista e um molde dentário da dentição permanente. O teste de Pearson foi aplicado entre cada canino inferior, primeiro e segundo pré-molares medidos na radiografia, e a soma das suas larguras reais medidas no molde dentário. A correlação mais forte ocorreu para os primeiros pré-molares de um lado (.82) e de ambos os lados (.84). Finalmente, foi determinada uma equação de regressão linear para estimar as larguras dos caninos e pré-molares inferiores não irrompidos de ambos os lados a partir de uma única medição do primeiro pré-molar.

9. Barun Dasgupta et al, em 2012, efectuaram a avaliação comparativa dos dois sistemas de análise espacial da dentição mista em 70 crianças bengalis com dentição permanente. As dimensões mesiodistais da coroa de todos os incisivos, caninos e pré-molares permanentes erupcionados foram medidas com paquímetros digitais. Para a soma particular dos incisivos mandibulares, foram calculadas as análises de Moyer e de Tanaka e Johnson para as arcadas de dentição mista. As equações de regressão de Tanaka e Johnston subestimaram as larguras mesiodistais dos caninos e pré-molares permanentes. Por outro lado, não houve diferenças estatisticamente significativas entre as larguras mesiodistais reais dos caninos e pré-molares e as larguras previstas pelos gráficos de Moyers ao nível de 50% para as arcadas inferior e superior. Por fim, concluiu que tanto a análise da arcada dentária mista de Moyer quanto a de Tanaka-Jhonson são aplicáveis na população bengali, mas com pequenas modificações na equação de regressão.

10. D L Tuverson et al, em 1980, discutiram os seguintes procedimentos que podem ser úteis na correção de discrepâncias no comprimento da arcada interoclusal anterior: (1) reposicionamento dos incisivos superiores direitos para aumentar o comprimento da arcada dentária superior, (2) redução do esmalte mesiodistal para reduzir o comprimento da arcada dentária mandibular, promover a estabilidade e melhorar as condições gengivais, e (3) tratamento de casos de três incisivos mandibulares para diminuir o comprimento da arcada mandibulardental, permitir a correção de dentes anteriores mandibulares apinhados e reduzir a protrusão dos dentes anteriores inferiores.

11. Janka Kochel et al, em 2012, fizeram uma revisão sobre se a adição de um parâmetro transversal a uma análise discriminante poderia melhorar a classificação de adultos com má oclusão de Classe III em 2 grupos de pacientes: aqueles que podem ser efetivamente tratados com terapia ortodôntica e aqueles que necessitam de cirurgia ortognática. Na análise discriminante, foi incluído o desvio da linha média mandibular como um componente transversal. A adição da variável transversal levou a um modelo melhorado relativamente ao valor preditivo em pacientes com má oclusão de Classe III com necessidades cirúrgicas.

12. Giampietro Farronato et al, em 2011, avaliaram a aplicação de um novo protocolo cefalométrico simplificado, que utiliza um computador pessoal para a análise da enorme quantidade de informações disponíveis na TCFC de baixa dose. O autor avaliou as medições cefalométricas 2D e 3D e a análise dos cefalogramas de TCFC do volume e do centroide da maxila e da mandíbula, em 10 casos clínicos. Os resultados mostraram que, com poucas excepções, as medidas cefalométricas lineares e angulares obtidas a partir de TCFC e de cefalogramas convencionais não diferiram estatisticamente (p > 0,01). Concluiu que a análise cefalométrica 3D é mais fácil de interpretar do que a análise cefalométrica 2D. Ao contrário do que acontece com as radiografias projectivas, as medidas angulares e lineares detectadas em 3D tornam-se reais, além disso, o menor número de pontos a selecionar e as medidas automáticas efectuadas pelo computador reduzem drasticamente o erro humano, para um diagnóstico muito mais fiável, reproduzível e repetível.

13. Lim Kwong Cheung et al, em 2011, realizaram um estudo transversal (1) para desenvolver um esquema de análise cefalométrica 3D aplicável à avaliação de deformidades dentofaciais e (2) para criar uma base de dados normativa de medições cefalométricas 3D para chineses adultos em Hong Kong. Foram selecionados 50 adultos do sexo masculino e 50 adultos do sexo feminino com perfil facial e oclusão normais e equilibrados e foram realizadas tomografias computorizadas de feixe cónico e imagens de fotogrametria estéreo em todos os indivíduos. Foram gerados modelos virtuais tridimensionais a partir dos dados de imagiologia e a análise cefalométrica foi efectuada utilizando software especializado. Foi utilizado um novo esquema de análise cefalométrica 3D apropriado para a cirurgia ortognática, bem como um novo plano de referência (plano da margem supraorbital) para a avaliação do meio da face. Os resultados também mostraram diferenças significativas entre homens e mulheres na maioria das medidas de altura facial ($/'' < .01$) e concluíram que pode ser uma referência útil para caraterizar deformidades faciais em 3 dimensões. Além disso, a análise cefalométrica 3D tem o potencial de incorporar novos métodos de medição que são difíceis, se não impossíveis, na análise cefalométrica 2D.

14. Nghe S Luu et.al, em 2011, realizaram uma revisão da literatura para determinar a validade e a fiabilidade da análise da dentição mista (MDA), que é utilizada para prever o tamanho dos dentes permanentes na dentição mista e para avaliar o efeito de variáveis relevantes. Eles pesquisaram oito bases de dados on-line para estudos de MDA. Foram selecionados 39 artigos. Os critérios de inclusão incluíram a avaliação das previsões da largura mesiodistal dos dentes caninos e pré-molares, o uso de medições de modelos de estudo com ou sem radiografias, a fiabilidade e a validade dos valores de MDA e um tamanho mínimo de amostra de 10. Os resultados mostraram que todos os métodos de MDA tinham uma validade positivamente correlacionada e uma elevada fiabilidade intrarater e as implicações clínicas das múltiplas variações de MDA que têm sido descritas na literatura.

15. John B Ludlow et al, em 2009, compararam a precisão da identificação de pontos de referência utilizando visualizações de volumes de tomografia computorizada de feixe cónico multiplanar (CBCT) e cefalogramas laterais convencionais (Ceph). Vinte pacientes ortodônticos pré-cirúrgicos foram radiografados com técnicas convencionais de Ceph e CBCT. Cinco observadores traçaram 24 pontos de referência utilizando ecrãs de computador de reconstrução multiplanar (MPR), CBCT e Ceph durante sessões separadas. A média das diferenças absolutas entre o traçado de cada observador e a média de todos os observadores foi calculada como uma medida de variabilidade (ODM). A diferença absoluta de cada observador em relação a qualquer outro observador foi calculada como uma segunda medida de variabilidade (DEO). Foram utilizados os testes ANOVA e t emparelhado para analisar as diferenças de variabilidade.

16. Paula Vanessa Pedron Oltramari et al, em 2007, discutiram a importância dos critérios da oclusão funcional ideal para garantir uma melhor estabilidade após o término do tratamento ortodôntico. Para tanto, 20 indivíduos portadores de má oclusão de Classe II, do sexo feminino, com idade média inicial de 11 anos, foram submetidos a um tratamento em duas fases (ortopédica e ortodôntica). Os pacientes foram diagnosticados em relação cêntrica e foram tratados de acordo com as seis chaves para a oclusão normal e parâmetros oclusais funcionais. Após a remoção da mecânica fixa, foram instaladas contenções que foram mantidas por dois anos. Cinco anos após o término do tratamento ortodôntico, foi avaliada a estabilidade oclusal dos pacientes. Os resultados mostraram que todos os indivíduos mantiveram a relação molar normal e o overjet correto alcançado no final do tratamento, indicando um nível razoável de estabilidade oclusal. **17.** Um estudo comparativo efectuado por **E S J Abu Alhaija et al em 2006** para testar a fiabilidade das tabelas de Moyers e das equações de Tanaka e Johnston em jordanos e para derivar coeficientes de correlação entre as larguras mesiodistais combinadas dos quatro incisivos mandibulares permanentes e as larguras combinadas dos caninos e pré-molares dos quadrantes maxilar e mandibular nos modelos dentários de 130 indivíduos jordanos do sexo masculino e 96 do sexo feminino (com idades compreendidas entre os 14 e os 16 anos) com dentição permanente completa. Foram efectuadas análises de correlação e de regressão linear

b entre o tamanho previsto e o real dos dentes de crianças jordanianas e foram desenvolvidas equações de regressão padrão. Os resultados mostraram que as equações de regressão de Tanaka e Johnston subestimaram as larguras mesiodistais dos caninos e pré-molares permanentes, principalmente para o sexo masculino na arcada maxilar. Por outro lado, não houve diferenças estatisticamente significativas entre as larguras mesiodistais reais dos caninos e pré-molares e as larguras previstas pelos gráficos de Moyers nos níveis de 65% e 75% para as arcadas inferior e superior em indivíduos do sexo masculino e no nível de 85% em indivíduos do sexo feminino. Concluiu que o método de previsão de Tanaka e Johnston não era exato e que o método de previsão de Moyers pode ser utilizado em crianças jordanas com diferentes níveis de probabilidade para os do sexo masculino e feminino.

18. E A O'Higgins et al, em 2006, realizaram um estudo para investigar a relação entre a expansão da arcada maxilar e a alteração da profundidade da arcada (overjet) e, em segundo lugar, para quantificar a redução da profundidade da arcada maxilar após a extração de 4|4 com encerramento completo do espaço.

As dimensões da arcada foram registadas utilizando um microscópio de reflexo. Os resultados mostraram que foi encontrada uma relação linear entre a expansão da arcada e a redução da profundidade da arcada. Quando os pré-molares foram removidos, houve uma maior redução da profundidade da arcada do que da largura mesio-distal desses dentes.

19. Hayder Abdallah Hashim et al, em 2005, realizaram um estudo em 120 pares de modelos ortodônticos para estabelecer a largura dos dentes e as dimensões da arcada em amostras normais e com má oclusão e para comparar a largura dos dentes e as dimensões da arcada entre homens e mulheres em amostras normais e com má oclusão. Foram encontradas diferenças significativas na largura dos dentes entre as amostras normais e com má oclusão. Os resultados mostraram que não foram observadas diferenças significativas nas dimensões da arcada. Além disso, houve diferença estatisticamente significativa na largura dos dentes entre homens e mulheres, onde os homens apresentaram valores médios mais altos. O mesmo ocorreu com as dimensões da arcada. Finalmente, concluiu que a presente investigação é de grande valor para o antropólogo, bem como para o ortodontista, na compreensão dos critérios dimensionais do arco e na seleção do fio ortodôntico.

20. Fernando Lima Martinelli et al, em 2005, realizaram um estudo para determinar equações de regressão linear para estimar as larguras dos caninos e pré-molares permanentes inferiores não irrompidos, utilizando medidas obtidas em telerradiografias oblíquas de 45 graus em 30 pacientes brancos caucasianos do site . Os registos de cada paciente incluíam uma telerradiografia oblíqua de 45 graus (lado esquerdo) no período da dentição mista e um molde dentário da dentição permanente. O teste de Pearson foi aplicado entre cada canino inferior, primeiro e segundo pré-molares, medidos na radiografia, e a soma das suas larguras reais medidas na moldagem dentária. A correlação mais forte ocorreu para os primeiros pré-molares de um lado (.82) e de ambos os lados (.84). Finalmente, foi determinada uma equação de regressão linear para estimar as larguras dos caninos e pré-molares inferiores não irrompidos de ambos os lados a partir de uma única medida do primeiro pré-molar.

21. S de Paula et al., em 2004, realizaram o estudo Prediction of mesiodistal diameter of unerupted lower canines and premolars using 45 degrees cephalometric radiography. Foram obtidos modelos mandibulares e radiografias cefalométricas oblíquas de 40 crianças brasileiras (20 meninos e 20 meninas), na fase de dentição mista. Outros modelos foram obtidos para a mesma amostra quando todos os dentes permanentes já haviam irrompido. Os valores reais para esses dentes foram comparados com os valores preditos corrigidos a partir da radiografia de 45 graus e com os valores preditos obtidos pelos métodos de Ballard e Wylie, Carey, Moyers e Tanaka e Johnston. Foi observada uma alta correlação apenas entre os valores reais e os valores previstos corrigidos a partir da radiografia. Os resultados indicam que, corrigindo a ampliação, a radiografia cefalométrica de 45 graus pode ser utilizada na predição da largura de caninos e pré-molares inferiores não irrompidos em crianças brasileiras.

22. Eduardo Bernabé et al, em 2004, propuseram que a soma da largura dos dentes incisivos permanentes inferiores é o melhor preditor para as somas das larguras dos dentes caninos e pré-molares não irrompidos (SPCP) para populações de diferentes origens étnicas. Foram selecionadas 150 crianças com dentição permanente completa, das quais foram utilizadas mais 50 crianças como amostra de validação para a aplicação de uma equação de regressão linear múltipla (MLRE). Para a análise estatística, foram utilizados a análise de variância de três vias, o teste de correlação de Pearson, os valores Z de Fisher e uma MLRE. A combinação das somas dos incisivos centrais superiores e inferiores permanentes e dos primeiros molares superiores foi o melhor preditor para o SPCP.

23. William Buwembo et al, em 2004, avaliaram a aplicabilidade do método de Moyer em diferentes grupos étnicos, efectuando uma meta-análise em que foram revistos 195 artigos. Os resultados mostraram que os coeficientes de correlação tinham uma variação limítrofe com um valor de p de 0,05. A separação dos artigos em grupos caucasianos e asiáticos também deu valores de p limítrofes de 0,05. Concluiu que o método de Moyer não pode ser aplicado universalmente sem questionamentos.

24. Sujala Ganapati Durgekar et al, em 2004, realizaram um estudo para testar a fiabilidade da análise da dentição mista de Moyers em 150 crianças em idade escolar, com idades compreendidas entre os 13 e os 16 anos. As dimensões mesiodistais dos incisivos mandibulares permanentes, caninos maxilares e mandibulares e pré-molares foram medidas com um paquímetro digital com uma resolução de 0,01 mm em modelos de estudo. Os resultados mostraram que a dimensão mesiodistal da coroa no segmento vestibular da arcada mandibular foi maior no sexo masculino (p=0,04) do que no feminino. Concluiu que as diferenças observadas entre os valores preditos pelas tabelas de Moyers e os da presente investigação são resultado da diversidade racial e étnica. A precisão da equação de predição deve ser testada numa amostra maior.

25. Mario Legovic et al, em 2003, realizaram um estudo no qual foram estabelecidas equações de regressão (equações de previsão) com o objetivo de prever com precisão as larguras das coroas dos caninos (C) e pré-molares (P1 e P2) não irrompidos com base no diâmetro mesiodistal (MDD) e no diâmetro vestibulo-oral (VOD) medidos das coroas dos incisivos centrais e laterais (I1, I2) e dos primeiros molares permanentes (M1) irrompidos. Em 120 indivíduos (60 rapazes e 60 raparigas), o MDD e o VOD das coroas de I1, I2, C, P1 e P2, e M1 em ambos os lados de ambos os maxilares foram medidos duas vezes, com uma distância temporal entre as medições. As equações de regressão gradual foram derivadas com base nas medições. Os resultados mostraram que as somas das larguras das coroas de C, P1 e P2 podem ser previstas utilizando três a cinco factores de previsão.

Os coeficientes de correlações múltiplas em relação ao sexo e à mandíbula variaram de 0,79 a 0,85.

26. S Braun et al, em 1996, revisitaram a curva de Spee através da utilização de um dispositivo de medição sofisticado e tecnologia informática de apoio, foram determinadas circunferências exactas da arcada para 27 moldes que apresentavam curvas de Spee moderadas a graves. As diferenças de circunferência do arco foram subsequentemente obtidas comparando o comprimento do arco medido com uma projeção plana formada pelo centro das pontas incisais anteriormente e as pontas das cúspides distobucais dos segundos molares distalmente. Ele derivou uma relação geral para o diferencial da circunferência do arco, resultante da eliminação da curva de Spee, versus a severidade da curva. A redução da circunferência da arcada é consideravelmente menor do que a encontrada por investigadores anteriores, o que implica que a protrusão dos incisivos frequentemente associada ao nivelamento da curva de Spee não se deve principalmente ao diferencial acima mencionado, mas sim mais diretamente à mecânica utilizada no nivelamento da curva de Spee.

27. R.D. Irwin et al, em 1995, propuseram para a análise da dentição mista. A previsão do espaço necessário na arcada dentária para caninos e pré-molares permanentes não irrompidos tem sido baseada na correlação entre as larguras mesiodistais desses dentes e dos incisivos mandibulares irrompidos, ou nas medidas dos dentes não irrompidos em radiografias. Estudos comparando os diferentes métodos mostraram que o método de Hixon & Oldfather (1958), como refinado por Staley & Kerber (1980), é o mais preciso.

28. W Motokawa et al, em 1987, desenvolveram um método denominado Análise da Largura do Incisivo Interlateral (I.L.I.W.), baseado no facto de a medida entre as superfícies distais dos incisivos laterais permanentes da mandíbula ser aproximadamente igual à largura combinada dos caninos e pré-molares permanentes da mandíbula. 119 crianças japonesas, sem má oclusão, foram selecionadas para o estudo, e análises estatísticas foram conduzidas para comparar a precisão das análises I.L.I.W., Ono, Moyers e Ballard e Wylie no arco mandibular. Os resultados foram os seguintes: Os coeficientes de correlação para a soma das dimensões mesiodistais reais dos caninos e pré-molares com seus valores preditos obtidos por cada uma das quatro análises revelaram r = 0,63 para I.L.I.W., r = 0,55 para Ono, r = 0,57 para Moyers e r - 0,55 para Ballard e Wylie. O nosso método I.L.I.W. apresentou a melhor correlação das quatro análises, embora cada uma tenha indicado uma correlação relativamente baixa. Recomenda-se a utilização de um método radiográfico em conjunto com o nosso método para obter uma estimativa mais exacta.

29. D L Tuverson et al, em 1980, discutiram os seguintes procedimentos que podem ser úteis na correção de discrepâncias no comprimento da arcada interoclusal anterior: (1) reposicionamento dos incisivos superiores direitos para aumentar o comprimento da arcada dentária superior, (2) redução do esmalte mesiodistal para reduzir o comprimento da arcada dentária mandibular, promover estabilidade e melhorar as condições gengivais, e (3) tratamento de casos de três incisivos mandibulares para diminuir o comprimento da arcada dentária mandibular, permitir a correção de dentes anteriores mandibulares apinhados e reduzir a protrusão dos dentes anteriores inferiores.

30. R N Staley et al, em 1978, concluíram que as equações de regressão múltipla tinham o melhor desempenho, comparando-as com três métodos de previsão atualmente utilizados. Realizou um estudo em noventa e duas crianças caucasianas (quarenta e seis rapazes e quarenta e seis raparigas). Foram desenvolvidas equações de regressão múltipla para a predição das larguras mesiodistais dos caninos e pré-molares superiores, para os lados direito e esquerdo das arcadas de ambos os sexos. As equações foram desenvolvidas a partir de dados longitudinais. As equações recém-desenvolvidas e outros métodos de predição atualmente em uso foram testados em dados longitudinais retirados de uma amostra de quarenta e três pacientes ortodônticos caucasianos (dezesseis homens e vinte e sete mulheres). Novamente, as equações de regressão múltipla tiveram o melhor desempenho

Conclusão

A previsão dos tamanhos dos caninos e pré-molares não irrompidos, e a avaliação do espaço disponível para os acomodar, é fundamental para o diagnóstico precoce e o planeamento do tratamento durante o período da dentição mista. É o pedodontista que tem a primeira oportunidade de identificar o risco de má oclusão e de identificar o risco de perda de espaço através da análise da dentição mista. Um dos objectivos da análise do comprimento da arcada dentária é obter uma previsão mais precisa para cada paciente, reduzindo ao mínimo os erros envolvidos na medição. A avaliação do espaçamento ou apinhamento dos dentes é frequentemente associada a medições na fase de dentição mista, porque é possível fazer uma previsão precisa e específica de futuros eventos de desenvolvimento dentário nessa fase. Assim, a análise da dentição mista constitui uma parte essencial de uma avaliação ortodôntica. Isso porque ela ajuda a determinar a quantidade de espaço disponível (seja na arcada mandibular ou maxilar) para a acomodação dos dentes permanentes incrementais e para as mudanças transicionais que ocorrem na fase da dentição mista. A literatura dentária está repleta de investigações centradas na precisão comparativa, fiabilidade e reprodutibilidade de várias técnicas de análise do espaço da dentição mista.

O diagnóstico precoce e o tratamento bem sucedido das más oclusões em desenvolvimento podem ter benefícios a curto e a longo prazo, atingindo o objetivo de harmonia oclusal, função e estética facial dentária. Nenhuma das análises da dentição mista é tão precisa quanto se poderia desejar, e todas devem ser usadas com discernimento e conhecimento do desenvolvimento. A utilização de um gráfico de previsão personalizado para a população em causa é mais exacta do que o gráfico de previsão convencional. Uma previsão precisa para a estimativa do tamanho dos caninos e pré-molares não irrompidos é essencial para que a discrepância entre o tamanho dos dentes e o perímetro da arcada possa ser diagnosticada precocemente e o tratamento adequado possa ser iniciado a tempo. Isto evitará que o paciente desenvolva uma má oclusão na idade adulta, levando a um tratamento dentário prolongado e dispendioso no futuro. O clínico sensato efectuará cuidadosamente as medições necessárias

para uma análise do comprimento do arco e utilizar essa informação, juntamente com outras observações retiradas dos registos do paciente, para chegar a uma decisão sobre o comprimento do arco com base no seu melhor julgamento para cada paciente.

Referências

1. Dua V, Kaur A, Kaur M. Análise da dentição mista: Uma equação revista para a nova geração. Revista Dentária de Estudos Avançados. 2014 Dec;2(03):150-6.

2. Abu Alhaija ES, Qudeimat MA. Análise do espaço da dentição mista numa população jordana: comparação de dois métodos. Revista internacional de odontologia pediátrica. 2006 Mar;16(2):104-10.

3. Hasija N, Bala M, Goyal V. Estimativa das discrepâncias de tamanho dos dentes entre diferentes grupos de má oclusão. Jornal Internacional de Odontopediatria Clínica. 2014 maio;7(2):82.

4. Ngan P, Fields H. Diagnóstico ortodôntico e planeamento do tratamento na dentição decídua. Revista ASDC de odontologia para crianças. 1995 Jan 1;62:25-.

5. Irwin RD, Herold JS, Richardson A. Análise da dentição mista: uma revisão dos métodos e da sua exatidão. Revista internacional de odontologia pediátrica. 1995 Sep;5(3): 137-42.

6. Dasgupta B, Zahir S. Comparação de duas técnicas não radiográficas de análise do espaço da dentição mista e avaliação da sua fiabilidade na população bengali. Contemporary clinical dentistry. 2012 Sep;3(Suppl 2):S146.

7. Lee-Chan S, Jacobson BN, Chwa KH, Jacobson RS. Análise da dentição mista para asiático-americanos. Jornal americano de ortodontia e ortopedia dentofacial. 1998 Mar 1;113(3):293-9.

8. Academia Americana de Odontopediatria. Gestão da dentição em desenvolvimento e oclusão em odontopediatria. O Manual de Referência de Odontopediatria. Chicago, Illinois: Academia Americana de Odontopediatria; 2021:408-25.

9. Foster HR, Wylie WL. Deficiência no comprimento do arco na dentição mista.

American Journal of Orthodontics. 1958 Jun 1;44(6):464-76.

10. Hasija N, Bala M, Goyal V. Estimativa das discrepâncias de tamanho dos dentes entre diferentes grupos de má oclusão. Jornal Internacional de Odontopediatria Clínica. 2014 maio;7(2):82.

11. Staley RN, Hu P, Hoag JF, Shelly TH. Previsão das larguras combinadas dos caninos e pré-molares direito e esquerdo em ambas as arcadas da dentição mista. Pediatr Dent. 1983 Mar 1;5(1):57-60.

12. Proffit WR. Ortodontia contemporânea, 6ª edição, 2019 pg no:385-388

13. Lynch RJ. A dentição decídua e mista, maturação do esmalte pós-eruptivo e cárie dentária: uma revisão. International dental journal. 2013 Dec 1;63:3-13.

14. Tanaka MM, Johnston LE. A previsão do tamanho dos caninos e pré-molares não irrompidos numa população ortodôntica contemporânea. The Journal of the American Dental Association. 1974 Abr 1;88(4):798-801

15. Kirschen RH, O'Higgins EA, Lee RT. The Royal London Space Planning: uma integração da análise do espaço e do planeamento do tratamento: Parte I: Avaliando o espaço necessário para atingir os objectivos do tratamento. American Journal of Orthodontics andDentofacial Orthopedics (Jornal Americano de Ortodontia e Ortopedia Facial). 2000 Oct 1;118(4):448-55.

16. Livro de texto de dentisteria pediátrica Nikhil marwah, 4th edição pg no ; 400

17. Braun S, Hnat WP, Johnson BE. A curva de Spee revisitada. Revista americana de ortodontia e ortopedia dentofacial. 1996 Aug 1;110(2):206-10.

18. Karthigeyan S, ALI SA, DEIVANAI M. CAST DIAGNÓSTICO - UMA FERRAMENTA DE DIAGNÓSTICO ESQUECIDA. Pakistan Oral & Dental Journal. 2014 Jan 1;34(1).

19. O'higgins EA, Lee RT. Quanto espaço é criado com a expansão ou extração de pré-molares? Journal of orthodontics. 2014 Dec 16.

20. Tuverson DL. Relações interoclusais anteriores Parte I. Revista Americana de Ortodontia. 1980 Oct 1;78(4):361-70.

21. Hashim HA, Al-Ghamdi S. Largura do dente e dimensões da arcada em amostras normais e com má oclusão: um estudo odontométrico. J Contemp Dent Pract. 2005 May 15;6(2):36-51.

22. Andrews LF. As seis chaves para uma oclusão normal. Am Jorthod. 1972 Sep 1;62(3):296- 309.

23. Loos LG, Boyarsky HP, Quiring DJ. Procedimento para o refinamento oclusal de moldes definitivos montados para reduzir o tempo clínico necessário para o ajuste da oclusão. TheJournal of prosthetic dentistry. 2001 Mar 1;85(3):246-51.

24. Stuart Hunter W, Priest WR. Erros e discrepâncias na medição do tamanho dos dentes. Journal of dental research. 1960 Mar;39(2):405-14.

25. Redmond WR, Redmond WJ, Redmond MJ. Implicações clínicas da ortodontia digital. American journal of orthodontics and dentofacial orthopedics: publicação oficial da Associação Americana de Ortodontistas, das suas sociedades constituintes e do American Board of Orthodontics. 2000 Feb 1;117(2):240-1.

26. Marcel TJ. Modelos virtuais tridimensionais no ecrã. American Journal of Orthodontics and Dentofacial Orthopedics (Jornal Americano de Ortodontia e Ortopedia Facial). 2001 Jun 1;119(6):666-8.

27. Butt S, Chaudhry S, JAVED M, Wahid A, EHSAN A, Malik S, KHAN AA. ANÁLISE DO ESPAÇO DA DENTIÇÃO MISTA: UMA REVISÃO. Pakistan Oral & Dental Journal. 2012 Dec 1;32(3).

28. Oltramari PV, Conti AC, Navarro RD, Almeida MR, Almeida-Pedrin RR, Ferreira FP. Importância dos aspectos da oclusão na finalização do tratamento ortodôntico. Revista Brasileira de Odontologia. 2007;18:78-82.

29. Martinelli FL, de Lima EM, Rocha R, Tirre-Araujo MS. Predição da largura de caninos e pré-molares permanentes inferiores por métodos de correlação. The Angle orthodontist. 2005 Sep;75(5):805-8.

30. Bishara SE, Staley RN. Análise do comprimento do arco mandibular na dentição mista: uma abordagem passo a passo usando o método de predição revisto de Hixon-Oldfather. Revista Americana de Ortodontia. 1984 Aug 1;86(2):130-5.

31. Kirschen RH, O'Higgins EA, Lee RT. The Royal London Space Planning: uma integração da análise do espaço e do planeamento do tratamento: Parte II: O efeito de outros procedimentos de tratamento no espaço. American Journal of Orthodontics and Dentofacial Orthopedics (Jornal Americano de Ortodontia e Ortopedia Facial). 2000 Oct 1;118(4):456-61.

32. de Paula S, de Oliveira Almeida MA, Lee PC. Predição do diâmetro mesiodistal de caninos e pré-molares inferiores não irrompidos por meio de radiografia cefalométrica. American Journal of Orthodontics and Dentofacial Orthopedics. 1995 Mar 1;107(3):309-14.

33. Nance HN. As limitações do tratamento ortodôntico. Dentição mista: diagnóstico e tratamento. Am J Orthod Oral Surg. 1947 Apr; 33(4): 177-223.

34. Staley RN, Hoag JF. Previsão das larguras mesiodistais dos caninos permanentes e pré-molares superiores. American Journal of Orthodontics. 1978 Feb 1;73(2):169-77.

35. Jain S, Tondon R, Singh K, Kulshrestha R, Umale V. A Filosofia de Tweed - Uma Revisão. Jornal Indiano de Ortodontia e Investigação Dentofacial. 2017 Oct;3(4):198-

206.

36. Staley RN, Shelly TH, Martin JF. Previsão da largura dos caninos e pré-molares inferiores na dentição mista. American Journal of Orthodontics. 1979 Sep 1;76(3):300-9.

37. Bernabé E, Flores-Mir C. Os incisivos inferiores são os melhores preditores para as somas de caninos e pré-molares não irrompidos? Uma análise de uma amostra peruana. The Angle orthodontist. 2005 Mar;75(2):202-7.

38. Felício LG, Ruellas AC, Bolognese AM, SantAnna EF, Araújo MT. Análise da dentição mista: tomografia versus predição e mensuração radiográfica. Dental press journal of orthodontics. 2010;15:159-65.

39. Ludlow JB, Gubler M, Cevidanes L, Mol A. Precisão da identificação de pontos cefalométricos: tomografia computorizada de feixe cónico vs vistas cefalométricas convencionais. American Journal of Orthodontics and Dentofacial Orthopedics (Jornal Americano de Ortodontia e Ortopedia Facial). 2009 Sep1;136(3):312- e1.

40. Kochel J, Meyer-Marcotty P, Strnad F, Kochel M, Stellzig-Eisenhauer A. Análise de tecidos moles em 3D - Parte 1: Parâmetros sagitais. Journal of Orofacial OrthopedicsfFortschritte der Kieferorthopadie. 2010 Jan;71(1):40-52.

41. Kochel J, Meyer-Marcotty P, Kochel M, Schneck S, Stellzig-Eisenhauer A. 3D Soft Tissue Analysis-Parte 2: Parâmetros verticais. Journal of Orofacial OrthopedicsfFortschritte der Kieferorthopadie. 2010 May 1;71(3):207-20.

42. Farronato G, Garagiola U, Dominici A, Periti G, de Nardi S, Carletti V, Farronato D. Análise cefalométrica 3D de "dez pontos" utilizando a tomografia computorizada de feixe cónico de baixa dosagem. Progresso em ortodontia. 2010 May 1;11(1):2-12.

43. Hudson AP, Harris AM, Mohamed N. O pantomograma da dentição mista: Uma

ferramenta valiosa de avaliação do desenvolvimento dentário para o dentista. South African Dental Journal. 2009 Nov 1;64(10):480-3.

44. Cheung LK, Chan YM, Jayaratne YS, Lo J. Normas cefalométricas tridimensionais de adultos chineses em Hong Kong com perfil facial equilibrado. Oral Surgery, Oral Medicine, Oral Pathology, Oral Radiology, and Endodontology. 2011 Aug 1;112(2):e56-73.

45. Bayome M, Park JH, Kook YA. Novas análises cefalométricas tridimensionais em adultos com um padrão esquelético de Classe I e oclusão normal. Jornal Coreano de Ortodontia. 2013 Abr 1;43(2):62-73.

46. Cruz BS, Rothier EK, Vilella BD, Vilella OD, Nascimento RR. Avaliação de dois métodos para análise da dentição mista através do erro de método. Brazilian Journal of Oral Sciences. 2014 Jul;13:163-7.

47. Carey CW. Dimensão do arco linear e tamanho do dente: Uma avaliação das estruturas ósseas e dentárias em casos que envolvem a possível redução de unidades dentárias no tratamento. American Journal of Orthodontics. 1949 Oct 1;35(10):762-75.

48. Ballard ML, Wylie WL. Análise de casos de dentição mista - estimando o tamanho dos dentes permanentes não irrompidos. American Journal of Orthodontics and Oral Surgery. 1947 Nov 1;33(11):754-9.

49. Bull RL. Análise radiográfica/análise de Ralph L. Bull. Am J Ortho 1959; 45:711-12

50. Motokawa W, Ozaki M, Soejima Y, Yoshida Y. Um método de análise da dentição mista na mandíbula. ASDC Journal of Dentistry for Children. 1987 Mar 1;54(2):114-8.

51. Buwembo W, Luboga S. O método de Moyer de análise da dentição mista: uma meta-análise. Ciências da Saúde em África. 2004 Nov 10;4(1):63-6.

52. Durgekar SG, Naik V. Avaliação da análise da dentição mista de Moyers em crianças em idade escolar. Revista indiana de investigação dentária. 2009 Jan 1;20(1):26.

53. Rani MS, Goel S. Avaliação da análise da dentição mista de Moyers para a população do Sul da Índia. J Indian Dent Assoc. 1989;60(12):253-55.

54. Al-Khadra BH. Previsão do tamanho dos caninos e pré-molares não irrompidos numa população árabe saudita. American Journal of Orthodontics and Dentofacial Orthopedics (Jornal Americano de Ortodontia e Ortopedia Facial). 1993 Oct 1;104(4):369-72.

55. Análise da dentição mista. Gupta M, Bahl R, Girdhar P, Kumar M. Asia Pacific Dent J 2015; 2:(3):29-32.

56. Lee-Chan S, Jacobson BN, Chwa KH, Jacobson RS. Análise da dentição mista para asiático-americanos. American journal of orthodontics and dentofacial orthopedics.1998 Mar 1;113(3):293-9.

57. Ahluwalia P, Jodhka S, Thomas AM. Previsão da largura mesio-distal dos caninos e pré-molares numa amostra da população do norte da Índia. Indian J Dent Adv. 2011 Jul 1;3(3):568- 71.

58. Legovic M, Novosel A, Legovic A. Equações de regressão para determinar os diâmetros da coroa mesiodistal de caninos e pré-molares. The Angle orthodontist. 2003 Jun;73(3):314- 8.

59. Staley RN, Kerber PE. Uma revisão do método de predição de dentição mista de Hixon e Oldfather. Revista Americana de Ortodontia. 1980 Sep 1;78(3):296-302.

60. Jain S, Tondon R, Singh K, Kulshrestha R, Umale V. A Filosofia de Tweed - Uma Revisão. Jornal Indiano de Ortodontia e Investigação Dentofacial. 2017 Oct;3(4):198-206.

61. Carey CW. Dimensão do arco linear e tamanho do dente: Uma avaliação das estruturas ósseas e dentárias em casos que envolvem a possível redução de unidades dentárias no tratamento. American Journal of Orthodontics. 1949 Oct 1;35(10):762-75.

62. Schirmer UR, Wiltshire WA. Tabelas de probabilidade ortodôntica para pacientes negros de ascendência africana: análise da dentição mista. Jornal americano de ortodontia e ortopedia dentofacial. 1997 Nov 1;112(5):545-51.

63. Crosby DR, Alexander CG. A ocorrência de discrepâncias no tamanho dos dentes entre diferentes grupos de má oclusão. American Journal of Orthodontics and Dentofacial Orthopedics (Jornal Americano de Ortodontia e Ortopedia Facial). 1989 Jun 1;95(6):457-61.

64. Germane N, Staggers JA, Rubenstein L, Revere JT. Considerações sobre o comprimento do arco devido à curva de Spee: um modelo matemático. American Journal of Orthodontics and Dentofacial Orthopedics (Jornal Americano de Ortodontia e Ortopedia Facial). 1992 Sep 1;102(3):251-5.